究極の免疫力

西原克成

How to Boost the Immune System

講談社インターナショナル

究極の免疫力

装幀──川上成夫

究極の免疫力——目次

第一章　現代医学の何が問題なのか

今の日本医療の問題点は、医者が患っている器官や体ばかりを部品のごとく追求し、病気に苦しむ人間として病人を扱わないことです。そのうえ、免疫病は、根治療法がないとして、対症療法のみを行うことです。

たとえば、ガンになって動転している人に対する告知の問題を考えてみましょう。日本では、ある時期まで告知はタブーのような扱いでした。それが、アメリカでガンの告知が一般的になると、今度は安易な告知へと大きく傾き、患者を恫喝するような告知、患者を切り捨てるような告知が行われることが少なくありません。告知の是非、その方法については、患者ごとによく見極めて行わなければいけないのに、そんな配慮はまったくありません。ケースによって個別に対応することができない医者があまりにも多いのです。患者には最良の医療を選ぶ権利がある、ということを尊重し、よく考えて医療を提供する医者がほとんどいないのです。最近の医療では「医する心」といったものが一切なくなっているのではないか、と思えるほどなのです。

じっさい、「ともかくも、科学としての医学をマニュアルとしてこなしていけばいい」と考える風潮が医者たちの間に蔓延しています。そのせいで、みな検査偏重主義に陥っています。患者の発病に至るまでの既往歴・現病状をはじめとして、身体の医学的所見をすみずみまで把握する最も重要な診察すらほとんどなく、検査ばかりしています。検査でデータがそろえば自動的に治療法が決まってくると信じている医者が多いのが現状です。しかも、今日の検査は、質量のある物質のみについて行っており、質量のないエネルギーの関連については、問診すら行っていません。また、そうした検査は患者にとって最良の方法だから、という観点で行われているわけではありません。たとえば、膵臓ガンの疑いで入院しても、くわしい問診もあまりしませんし、身体を顔貌から上腹部の患部に至るまで医学上最も重要な視診、触診、打診、聴診等を行うことなどほとんどありません。とにかく採血して検査し、CTスキャンやレントゲン、NMRを撮影するばかりです。本当は、問診して顔貌をくわしく診察するだけでもガンを含めた免疫病の真の原因（そのほとんどはエネルギー関連の問題）がどこにあるのかがある程度わかります。原因がなければガンといえども発症はしないのです。それを見極めるには、問診、視診、触診、打診、聴診といった診察がとても有効なのに、それらは無視して、ひたすら検査数値に頼るばかりの医者が増えています。

検査漬け医療の原因は経済的な理由だった

では、なぜそんなに検査ばかりするのでしょうか？　理由はいたって簡単で、医者の側の経済的な理由です。収入のために、検査を患者にすすめているのです。もし医者の技術が未熟なためにその検査方法で患者の命が失われても、先回りして「これは医療ミスです。裁判に訴えても結構です」といえば、患者側はたいていはひるんであきらめてしまいます。私の知人も東大病院で白血病の治療が完了して退院する直前に医者が心臓内カテーテルの検査に失敗しカテーテルが血管を突き破ったため、内出血で生命を落としましたが、こう言われて訴えるのをあきらめていました。この検査さえしなければ家に帰れたのにと涙にくれたご家族の姿は見るにしのびませんでした。残念ながら、これが日本の医療の現状です。

この問題の本質は、白血病のように高額な医療費のかかる難病の医療が、経済問題にからんでいることにあります。公的資金で難病に指定された患者の医療費が支払われるのです。この制度は、他の先進国に類例をみない、我が国独特のひじょうに特殊なタイプの経済問題です。つまり、難病医療の救済制度が、まるで共産主義のごとき社会保障制度の上に存在しているにもかかわらず、医療経済だけは自由主義の出来高払いになっているから問題がこじれるのです。このことをもう少し詳しく説明しましょう。

現在の医療行為は法律で規制されている社会保険制度の上に成りたっています。これが何を可能にするかというと、医者が法律に抵触しない限りの範囲で最大限の収入を得る方法を国が保証してしまうのです。たとえば、その最たるものが、難病の治療のケースです。難病は治癒が難しいから難病といわれるわけですが、それを逆手にとって、たとえば医療費公費負担制度で難病に指定された場合、根治療法がないというコンセンサスのもとに、治癒の見こみのない対症療法（それらは、医師に莫大な収入をもたらします）ばかり行うのです。結果として、そうした治療は患者の痛みだけは取り除きますが、身体をすっかりだめにしてしまいます。難病医療の現場では、そんな医療が平然と行われてしまうのです。そして、それを可能にしているのが医療費公費負担制度なのです。

その顕著な例がステロイド療法、インターフェロン療法、抗ガン剤療法、骨髄移植療法、人工透析療法です。後の章でも詳しく述べますが、じつは、対症療法でいちばん容易にお金が入る方法がこれらの治療法です。だから、これらの療法がそれぞれ適用可能な疾患のファーストチョイスとして選ばれます。検査漬け医療が蔓延しているのも同じ理由です。医療費公費負担制度のおかげで患者自身の経済的負担は少ないため、医者はそれを理由にして、これらの不毛な医療を続けているのです。これらの療法は、多くの場合一時しのぎで症状がおさえられても最終的に病気が悪化するケースが少なくありません。すると、医者はまた治癒の見通しもなく検査を頻繁に行います。結局、なんのための検査かというと、これはただ収入のためだけの検査なのです。

その検査を行うことで患者にどういうメリットがあるか、ということは考慮されていません。患者にとってはまったく意味なきに等しい検査です。ひどい医者になると、検査はしても検査データはほとんど見ない、という人もいます。つまり、医者の経済的なメリットのためだけにやる検査だから結果などどうでもいい、ということなのです。

一つ実例をあげてみたいと思います。今から六年も前のことです。中学に入って再生不良性貧血になってしまった、という大阪の少女が両親につれられて私のところをたずねてきました。この病気は原因不明とされ、難治性の疾患の一つです。病気の経過をたずねると、十三歳で発病するとすぐ関西の医大で診察を受け、ただちに姉妹間の骨髄移植を行うことになったそうです。移植のために致死量に近い放射線が照射されました。これは免疫の拒絶反応を防ぐための処置で、おかげで移植そのものには成功したものの、放射線照射の副作用で腸が塞がってしまいました。すぐに手術しても再度塞がってしまい、この少女は十六歳になる頃には何も食べられなくなってしまいました。

両親は途方にくれていたとき、私の書いた『免疫病は怖くない』を読んで私のところへやってきました。そもそもこの少女が再生不良性貧血になったのは、中学に入って部活のバスケットを始めたからでした。毎日早朝から、朝ご飯ぬきで朝の練習にでかけていたといいます。原因不明の病気とされていますが、じつは食事をしないで過激な運動をすれば、これが原因で慢性の疲労がおこり、この手の病気が発症します。疲労とは身体のエネルギーの収支が合わないことですが、今の医学にはこれを原因と考える習慣がないために、原因不明となります。後の章で述べますが、成長期の子供のスポーツは決して身体にいいものではありません。両親は私の著書を読み、スポーツが身体に悪いことさえ知っていれば娘をこんなめに合わせなかったのに、と嘆いていました。

骨髄移植は最先端の医療で、医者の業績になるうえに高額で一千万円くらいかかりますが、公費負担制度のおかげで当時は患者負担がまったくありませんでした。だから、医者は、本当なら休養と栄養補給で治る病気に骨髄移植をすすめたのです。今日では日本のたいていの病院で、収入の多寡によって医者の発言権が決まります。だからこそ、十三歳の少女にこんなに肉体的負担の大きな、無茶な治療がまかり通るのです。もしも医療費公費負担制度が存在しなければ、こんな愚かなことは行われるはずがありません。アメリカのように保険会社を通して支払うしくみであれば、保険会社がもっと適正な治療を十三歳の少女に選ばせます。しかし今の日本では、医療費公費負担制度のおかげで、真実を知らされない患者が業績至上主義のマニュアル医師たちが行う心ない治療を受けざるを得ない状況にあるのです。

医療費公費負担制度の乱用が医療をおかしくしている

現代医学では、医療の根本が見失われています。たとえば耳鼻科で鼻を健康に保つ治療をするとすれば、その最も大事な最終目標は鼻を通して呼吸が正常にできるようにするということであるはずです。ところが、医者たちは枝葉末節にばかりとらわれて、根本の目標に対してまったく興味をもちません。なぜでしょうか？　その最大の原因は、鼻を通すという、シンプルだけれども最も重要な仕事に対して保険の点数が十二点つまり百二十円しか支払われないからです。だから、患者が「鼻がつまって苦しいので鼻を通してください」とやってきてもたいていの耳鼻科医は「そんなくだらないことでわざわざ来ても仕方ないです」と、たいへん冷たい対応をします。鼻がつまっているなら、口で息をすればいいでしょう、と言って憚らない耳鼻科医もいます。保険の点数に結びつく疾患でなければ、患者が適当にしのいでくれ、ということなのです。

もちろん、保険制度そのものが全面的に悪いわけではありません。昔から「保険制度がすべて悪い」と強硬に主張する医者がいましたが、悪いのは制度ではなく運用の仕方です。運用の仕方があまりにもいいかげんに、めちゃくちゃに行われているから、いろいろな問題がおこるのです。とくに本来は弱者救済のためにつくられたはずの難病のための救済制度が裏目にでているのです。難病の患者たちは、医療費の個人負担を免除される代わりに医者たちの臨床実験研究や医療経済の対象になってしまっています。いつまでも難病が治らず苦しんでいる人たちは、つまるところ国の誤った医療政策の犠牲者ではないでしょうか。文化立国を支えるという建前で、経済の捨て石にされています。こうした矛盾ははやく改めないと日本の存亡にもかかわってきます。なぜなら、国力と国の経済はなによりも、一人一人の健康な国民に支えられているからです。今の医療費公費負担制度の運用のまずさは、ちょうどタコが自分の足を食べているような状況を生んでいます。こんな、弱者の犠牲のもとに空回りするおかしな福祉国家の経済は、早急に改めなければなりません。

もうすこし、具体的な例をあげましょう。世界中で日本人に最も発症率の高い病気にＩｇＡ腎症という難病があります。これは昔ネフローゼとよんでいた疾患で、「イムノグロブリンＡ腎症」を略してＩｇＡ腎症といいます。私の見たところ、この疾患の真の原因は口呼吸です。どのようにおこるかというと、口で呼吸をすると、睡眠中に喉の扁桃濾胞《へんとうろほう》のマイクロフォールド（またはメンブラーノス）細胞、略してＭ細胞からとめどなく好気性菌、すなわち空気の好きな黴菌《ばいきん》が入ってきます。すると、Ｍ細胞の濾胞の中で白血球がこの好気性菌を消化して分泌型のイムノグロブリン（免疫タンパク質）をつくります。これを涙と唾液と鼻の中に分泌して、新たに入ってくる黴菌を消化します。哺乳動物の腸管には、黴菌をつかまえて、これを消化しないかぎり免疫タンパク質はつくることができません。つまり黴菌を身体の中に取りこむ装置があるのです。これが扁桃組織で、小腸ではパイエル板とよばれ、喉や鼻ではアデノイドまたは扁桃腺とよばれているのです。ところが、絶えず口呼吸で睡眠をとっていると、まず涙が涸れて、鼻が涸れて、唾液が涸れて、その結果、排泄される場のなくなったイムノグロブリンAがM細胞の濾胞の中で黴菌と反応します。つまり抗原抗体反応をおこすわけです。イムノグロブリンAというのは抗体ですから、反応をおこしたのに外に排出されないとどうなるかというと、濾胞のリンパ液を通って血液の中に吸収され、それが血液を巡り、やがて腎臓の糸球体（グロメルラス）というところに行きつきます。そして、ここでこの物質が糸球体の細胞に吸収されると、グロメルラスの細胞内のミトコンドリアにダメージを生じてしまいます。その結果、ミトコンドリアの働きがストップしますので、糸球体の細胞が尿をうまく漉すことができなくなって、尿にタンパク質がでてしまいます。これがイムノグロブリンA腎症という腎臓機能障害の発症のしくみです。

ところで、腎臓の病気は症状が進むと透析が必要になるわけですが、透析にかかる費用はひとり年間だいたい八百万円です。ですから、この患者を根治的に治す方法を内科の医者に教えてもやりません。昔からイムノグロブリンA腎症は「治らない病気」というコンセンサスが医者の間にあります。まさか口呼吸ごときが原因でこの病気がおこると考えた人がいなかったから治し方がわからなかっただけのことですが、今では、透析がもたらす八百万円の後押しもあって、医者たちは根治療法に目を向けることなく透析を行うばかりなのです。

以前、この病気で血圧が二七〇にまであがってしまい、私のところに相談に来た患者がいました。本人は高血圧の相談にきたので血圧を測ってみると下が一四〇もありました。「こういうタイプの高血圧はだいたい腎臓の病気です」と私が患者に伝えますと、この人は内科にいって検査を受け、やはり腎臓病であることが判明しました。

そこで私からは、「この腎臓病は口呼吸でおこる病気だから、まず口呼吸をやめなさい」と助言しました。さらに、枕が高いと血圧は下がらないので枕をふわふわの柔らかいものにして上向きに眠ることと、鼻呼吸にするために、大人のおしゃぶりであるブレストレーナーを口に入れて唇を専用の口唇テープでふさぎ、さらに、ノーズリフトを使って鼻孔を十分に高く広げて鼻呼吸しながら、身体を冷やさないようにし、一ヵ月間くらい睡眠による骨休めを一日最低八時間以上とり、冷たい飲食物を決してとらないようにして、副腎と胸腺と丹田に「貼るカイロ」をあてて暖かくして眠ると治ります、と指導しました。腎臓は筋肉の代謝産物の浄化システムですから骨休めが必須なのです。

この指導を実行したこの患者は検査ごとに症状が改善され、一年ぐらいたつとほとんど腎臓病は治っていました。もちろん透析はしませんでした。だからこそよくなっていったのです。ところが、そうやって病気がどんどんよくなっていく間にも、この人が透析をしていないものだから、内科の医者は「この病気は絶対に回復しません。今回はたまたま検査結果がよかったけれども、必ず悪くなります」と言い続けていたそうです。でもそんなことはありませんでした。しばらくすると血圧もほぼ正常に戻りました。つまり、唇を必ずふさいで寝るようにして鼻呼吸にし、冷たいものを飲食しないようにしただけで、この患者は本当に病気が治ってしまったのです。

こういうふうに治る過程をたどっている人は、難病の指定を受ける前でも後でも、必要な検査を行うことはとても有益です。治る可能性があるのですから、その可能性をさぐる検査として有益なのです。しかし、一度透析をはじめてしまったら、頻繁に検査は必要なくなります。透析をすれば、検査をしてもよくなる見込みは見えてきません。そして、一生涯、死ぬまで毎年八百万円かかる、という存在になっていきます。

育児の医学の誤りが子供の健康を奪っている

以前、私の症例報告を読んだという、あるＩｇＡ腎症専門の内科医が仙台から問い合わせてきました。「日本人とフランス人だけにこの病気が極端に多いけれども、何か理由がありますか」というのです。日本人が世界でいちばん患者が多く、フランスが二番めだということです。それを聞いて、私はすぐに気づきました。これは赤ちゃんの育て方の間違いがもとなのです。日本とフランスは、子供のおしゃぶりを早い時期に取りあげてしまいます。これが原因なのです。

おしゃぶりをドイツやアメリカのように四、五歳まで使うと鼻呼吸が習得されます。しかし、日本の育児の現場では、一歳で取りあげるという指導を行っています。すると、鼻呼吸が習得されず、口呼吸の子供が育ちます。その子たちに口呼吸が原因となっておこる色々な免疫病が蔓延するのです。おしゃぶりは一歳で取りあげなければいけないという考えは、現代日本の乳児教育の迷信としかいいようがないのですが、これが日本の育児関係者に浸透しきっています

この迷信はアメリカの六十年前の迷信です。このころのアメリカでは、おしゃぶりを一歳をすぎても使っているとしゃべれなくなるとか甘えの象徴とかいわれ、専門家はいろんな理由をつけておしゃぶりは一歳で取りあげることをアメリカの一般家庭に浸透させました。ところが、五十六年前にドイツである研究が行われました。敗戦後のドイツの子供はどうもおかしい、という指摘がなされたためです。戦後ドイツの子供たちは、戦前生まれの子供たちに比べ、歯並びがたいへん悪い子や猫背の子が増えたのです。ちょうど今日の日本の若者たちもそれとそっくりの状況を呈しているのですが、顔の骨格が変形し、出っ歯や猫背と横まがり（脊柱側彎《せきちゅうそくわん》）の子が増えたのです。これはおかしい、とミュンヘン大学で研究が行われました。そして、その背景におしゃぶりと口呼吸の問題がある、という結論がでました。彼らが当時行った研究によれば、世界中の文化を比較してみると、比較的素朴な文化、たとえばアフリカの原住民の文化では四、五歳まで子供を母乳だけで育てていました。これが、

鼻呼吸を徹底させる環境をつくっていました。しかし、文明国では四、五歳まで母乳を与えるわけにはいきません。母親に四年も五年も授乳をさせるのは西洋の社会事情では無理だからです。しかし、研究者たちは、乳房の代替物として形と働きのよいおしゃぶりを開発し、これを四、五歳まで使わせれば、長期間にわたって授乳をする場合と同じように、子供に鼻呼吸をしっかり定着させることができることに気づきました。

そして、この研究が公になると、戦勝国のアメリカはその研究結果をまるごと受け入れました。ここがアメリカのえらいところです。州政府でおしゃぶりを支給して、三〜五歳まで使わせる政策を実施すると、子供たちはみごとに鼻呼吸を習得し、顎も兜のようにしっかりと形成され、背骨も首筋もすっきり伸びるという観察結果がでました。

口呼吸が日本を滅ぼす

日本の医学は基本的にドイツびいき、ドイツ好きでした。ドイツの医学を懸命にまねしていた時期もありました。しかし、この点においては、ドイツの研究成果を受け入れませんでした。それはなぜでしょうか？　私は疑問をもって調べてみました。すると、つまるところ、医者の勉強不足のせいでした。六十年前の敗戦直後から、日本の医学は完璧にアメリカ医学に追随するようになります。それまでのドイツ追随を離れてアメリカを手本にするようになりました。そこで、アメリカかぶれの医者たちが一斉に活動をはじめ、アメリカ医療・育児法を取りいれました。それがちょうど六十年前のアメリカの育児法だったのです。ところが、それ以降日本の小児科の医学者は一切勉強しないで、進歩を取りいれないまま、今に至っているのです。変わり身の早いアメリカが敗戦国のドイツを手本にして育児を変革し、達成した成果すら知らずにそのまま六十年間、日本はずっとアメリカの昔の迷信をかたくなに守っているのです。そのために今の日本がこのような、ひどい状況に陥ってしまったのです。

それでは、なぜフランスにも口呼吸が多いのでしょうか？　この理由も調べてみるとずいぶん単純なものでした。当時のフランスにはドイツに対して強い反感がありましたから、ドイツ式の考えを導入しなかったのです。じっさい、フランスの子育ては、ジャン・ジャック・ルソーの時代からすでに誤っていて、それが一向に改められていないのです。今日の六つも誤りのある日本の子育てとひじょうに近いもので、その結果、日本人同様、フランス人も顔の骨格が歪んでいたり、歯並びが悪かったり、猫背や脊柱側彎の子供や大人が多く、喘息やIgA腎症の患者もひじょうに多いのです。

じっさい、口呼吸で腎臓病が増えれば、透析医者は経営がとても楽です。たとえば、一軒の透析センターで百人患者を抱えていれば年間八億円の収入が約束されます。それも、透析ですから、ほとんど看護師に任せるだけです。まさに、手もかからずに自動的にお金が入ってくるのですから、医師は一人いてのんびりしていればいいのです。

難病を治さない難病治療がはびこる理由

白血病の治療も、経済事情に支配されて、患者のためにならない医療が行われていることの多い病気です。じっさい、東大病院で行われている医療の中でひじょうに不可解なのが白血病の治療です。以前、私の書いた『生物は重力が進化させた』という本を読んで、白血病だという患者が、私の開発した人工骨髄で治してくださいとやってきたことがあります。この人は会社を経営している社長で、それこそ猛烈にがんばって働き続けてきて、タバコを一日何十本も吸っていたヘビースモーカーでした。数年前に風邪をひいて喉を傷め、それが少しも治らず半年間も続いていたのでこれはおかしいと思い、近くの医者に行って血液検査をしたら、白血球の数値が異常に高くなっていました。これはたいへんだ、と、ただちに紹介されて東大病院を受診しました。東大病院では即座に白血病と診断され、薬物治療を数クール行ったのですが、いくらやってもまったく白血球の値が下がりません。

白血病はいわば血液のガンですから、薬物治療で使うのは抗ガン剤です。それがなかなか効かないとしたらガン細胞ではないかもしれないので、何か他の病気や原因を疑うべきでしょう。ところが東大病院の医師にはそういう感覚がないらしく、さらに強い抗ガン剤が投与されました。その結果狭心症の発作と同時に眼底出血がおこり、抗ガン剤の副作用で危うく死ぬほどの危険な状態に陥りました。そんなふうに二年ぐらい治療を受け続け、この患者は「治らないのはおかしい」と思って、たまたま私の本を読んで、私の研究室をこっそりとたずねてきたのです。

じつは、この人のようにヘビースモーカーで白血球が多い人は結構います。そのうえ、ウィルスによる風邪症状が加わって白血球が増えている場合は本当の白血病ではなく、ウィルス感染と喫煙が原因で呼吸器官に炎症がおこり、その結果として白血球増多症がおこっているだけのことです。治す気のある医者なら、患者の身体のどこかに炎症があるかないかを見て判断するはずです。というのも、本物の白血病なら、炎症などどこにもなくて、骨髄造血巣内だけで未分化の白血球が極端に増えているからです。たとえばこの患者のように、歯肉や喉や肺に炎症があっても白血病の治療を続けていられるという場合は、明らかに白血病ではありません。白血病の場合、白血球がいっぱいあるけれども、その白血球は細菌の消化力を失っています。だから、もし炎症などがあれば、すぐに身体中に細菌が広がってしまいます。それで、本当の白血病の場合には無菌室に入れるのです。ちょっとした雑菌でも感染して命取りになってしまうからです。

となると、タバコを吸って歯肉と喉と肺に炎症をおこし具合が悪くなっているにもかかわらず、抗ガン剤治療を継続して受けていられるほどの状態でいるというのは、本当の白血病ではありません。このくらいの常識がなければ、本来血液内科の医者は務まらないはずです。ところが、こういう患者が存在しているということは、明らかにその常識をあえて捨てる人たちがいるということを示しています。

ではなぜこの医者たちは、そんな当たり前のことに目をつぶって、間違った治療を続けているのでしょうか。それは、有り体にいえば、患者を治すよりお金の魔力にとりつかれてしまったからだと推測せざるを得ません。白血病というのは、難病中の難病です。医療費公費負担制度が適用されます。白血病の抗ガン剤治療は、たいへん高額な収入が期待できます。さらに、本物の白血病でない患者に抗ガン剤治療を行うと、患者は弱っていくもののなかなか亡くなるところまではいきません。「治らないけど死なない」という状態が長期間続くわけですから、ひたすら治療を続けていれば、まさに安定して収入が入ってくるわけです。

さらに、本来なら致死率が高い白血病がこれほど長生きしているとなれば、それを手柄にして学会報告もできます。「患者が亡くならない＝生存率が低い病気なのに生きている＝治った」という具合に発表することができるのです。患者が長生きすれば、学会報告も何回もできるので、研究者にとってはたいへん便利です。しかし、白血病に仕立てあげられた患者は抗ガン剤を投与されているわけですから、やがてその副作用が蓄積されて、最終的には亡くなります。それでも病院や医者の側は「白血病は治らない病気なのだから、これだけ長く生きていられるというのは、抗ガン剤に延命効果があったからだ」と主張します。

本当は、白血病でもない人が抗ガン剤を投与されて、その副作用で死んでいるのですから、これほどばかげた医療はありません。

血液内科の医者たちは、白血病の治療はひじょうに難しくてふつうの医者にはわからないから口をだすな、という態度の人が多く、他科の医者に一切批判をさせません。しかし、彼らの行っている医療の裏側には、先に述べたような、錬金術のごときからくりがあります。まるでかつての共産主義国のような統制ぶりなのです。

白血病に仕立てられる患者たち

先に述べた、私のところにやってきた患者は、「自分では本当の白血病じゃないと思うから診てください」と私のところにやってきました。じっさい、医者にたいへんな不信感を抱かざるを得ない体験をしたといいます。その患者いわく、「余命は一ヵ月といわれました。私は以前にも抗ガン剤を使っても一ヵ月、使わなくても一ヵ月と言われました。それで、「抗ガン剤では死にたくない。死にそうになった体験があります」とのことです。それで、「抗ガン剤では死にたくない。死ぬなら白血病で死にたい」と言って抗ガン剤療法を断りました。するとその翌日、若い医者が四人がかりで彼のベッドをぐるっととりかこんで、「あなたは抗ガン剤を使わなければあと一週間の命しかないのです。使えば一ヵ月に延ばせます」とまるで脅かすように言われたといいます。「どうしたらよいでしょうか」と私に聞いてきましたので、「これは本当の白血病ではなさそうだから退院して自宅療養したらどうですか？」とすすめました。それでその患者は退院する決意をしたのです。すると担当医が、誓約書を書けと言いだしたそうです。「もう二度と東大病院にはかかりません」という誓約書を書かされたというのです。その患者が「交通事故で脚を怪我して運びこまれて整形外科にかかるのもだめなんですか？」と聞いたら、「それもだめだ」と言われたそうです。「東京大学の理科三類をトップクラスで卒業してきたという若い医者が、まるで暴力団みたいなのです」、とその患者はなかばあきれていました。

この患者が「もう東大病院には行けないし、行きたくないので、どうしたらよいでしょう」と私のところに来ましたので、「それでは血液検査のために自宅の近くの病院に通いながら、自宅療養するといいと思います」とすすめました。自宅療養を始めると、それまで血中にたくさんでていた芽球細胞がどんどん減ってきました。これは、抗ガン剤を使っている血中に増えてくる細胞です。抗ガン剤は骨髄造血を抑制しますからできたての白血球を壊します。すると、貧血を補おうとして白血球が熟する前の芽球の状態で血液中に出てきてしまうのです。それがどんどん減ってきたのはとてもいい兆候でした。

それでも治癒の過渡期に、少し重い貧血をおこして息苦しくなったというので、いつも行っている近所の医者ではなく、輸血してもらうために日赤医療センターの救急部に行ったそうです。すると、日赤医療センターの血液内科の医者は東大系が多いですから東大病院と同じシステムで診察します。「抗ガン剤を使えば入院をさせるが、そうでなければ治療しません」と言われたそうです。入院してすぐに「どうしたらよいでしょうか」と私のところに連絡してきました。「抗ガン剤は注射ですか、それとも飲み薬ですか」と聞くと飲み薬でしたので、「では飲んだふりして捨ててしまえばいいでしょう」とすすめました。その通りにして、抗ガン剤は飲まず、入院生活で輸血して貧血を治療しながらゆっくり休養をとると、病状がどんどんよくなります。すると、日赤の医師はみな「抗ガン剤が効いてきましたね」と喜んでいたそうです。

じつは、この患者がまだ東大病院にいたころ、東大の他学部の大学院の学生がこの人と同じような症状で入院してきたそうです。医者は「ほっておくとたいへんな病気（白血病のこと）になるから今のうちに強い薬できちんと治療しましょう」とムンテラ（口頭での説明）をしていたのだそうですが、話を聞いていると自分と同じ過労が原因の白血球増多症だと思ったそうです。というのも、この学生は、大学院修了のための追いこみで、たいへんな勢いで実験や研究に没頭し、それこそ何日も徹夜を続けるような生活を二、三ヵ月もがんばって続けてきたら具合が悪くなって、検査を受けたら白血球が沢山になっていて、その病状を「このまま行くと白血病になる」と診断されたのだそうです。実のところ、激しい過労で風邪症状から白血球が増えすぎることはよくあることです。つまりウィルスか何かのはっきりしない感染は過労時にはしばしば起こるものなのです。これは、ウィルス感染性の白血球増多症で、白血病の症状がなければ単なる骨髄異形成症という病気です。本物の白血病の症状というのは、歯肉や喉のちょっとした黴菌の感染があれば、頸や腋窩（脇の下）や鼠蹊部のリンパ節が大きくるいるいと腫れて肺炎をおこして息苦しくなるもので、無菌室に入って酸素を投与していてもすぐにも死にそうな症状になります。微熱があっても、白血球が三万でも五万でも、元気で肺も感染がなくてリンパ節にるいるいとした腫れもなく平気で歩ける人は単なる白血球増多症か骨髄異形成症です。このような場合には、とにかくしっかり骨休めをして、身体を温めてウィルスを身体内で同化して、造血機能を正常に戻していけばいいだけの話です。しかし、東大病院の医者たちは、過労によるウィルス性の白血球増多症をともかくも白血病に仕立ててしまいます。あっさりと白血病として抗ガン剤投与を始めてしまうのです。

ひどい感染症があっても生きていれば、白血病ではない

白血病では、こんな例も経験しました。平成元年ごろ、まだ本郷の旧い東大病院に勤めていた頃のことです。血液内科から痴呆と皮疹と白血病との診断のもとに七十三歳の男性患者が車椅子で私の診察時間に来診しました。口の中の病巣を治療するよう依頼されたのです。

少々あきれたのは、すでに一年以上も白血病の治療を続けていながら、この期に及んで口の中を診察するように言ってきたことです。見れば口の中は一見ガンかと思われるほどに歯肉が腫れています。本人は痴呆状態で話すことも歩くこともできませんが、カルテを見ると初診時にはタバコを一日に四十本も吸っており一ヵ月もの便秘で腹には大量の糞塊がありました。おまけに痴呆状態に陥ったのは、歯周病の上顎の歯を抜いて血が止まらなくなって白血球が増多してからのことでした。

「ガンかどうかを確認するために病理組織検査の生検（バイオプシー）をしますから歯肉を少し取りましょう」と私が言うと、その言葉をちゃんと理解できてたいへんな恐怖を示しました。これで内科の診断の大半が誤りであることがわかりました。痴呆ならこの状況で恐怖心は示しません。内科では白血病の定義すらおろそかにしているのだということが即座にわかりました。当時の東大の血液内科では白血病の研究が別の目的で進められていたらしいこともこれでわかります。血液細胞の白血球のガンである白血病の定義とは「白血球が異常に多いけれども、ガン細胞の白血球はその働きが失われていて細菌を貪食することができないため、患者は空気中の雑菌にさらされても死んでしまう恐れがある」というものです。したがって歯周病であれ歯肉ガンであれ、これほどひどい感染が生じていたら、本物の白血病患者なら数日中に死んでしまってもおかしくありません。それが一年以上も生きているのですから、これは単なる白血球増多症にすぎませんし、そんなことは、一人前の医者ならば瞬時に理解できなければいけません。バイオプシーをしてみたら案の定ただの感染した歯肉組織でしたから、重症の歯周病です。口の中を清掃しただけで、この患者はすぐに歩けるようになりました。

この白血球増多症は、まずタバコの喫煙量が多くてもなりますし、歯周病でも腸炎でも痔でも、感染症があれば、雑菌がはびこって発症します。白血病の診断は、ただ白血球の数だけで行ってはなりません。患者の身体の微に入り細にわたる炎症所見の検査が必要です。もし肺や腸や歯肉、生殖器や痔等の炎症があれば、これらを治して白血球が減ってから判断しなければならないのは当然です。医学が細分化されたからといって、一目でわかる歯肉の腐った患者をどうして白血病に仕立てて治療するのか、私にははじめは皆目わかりませんでした。この老人は歯を抜くと皮疹も消えて、痴呆症状も消えてニコニコと笑顔で話すようになりました。そこで私が内科の女性研修医に電話して「あの患者さんは白血病ではありませんよ」と教えたら、猛然と反論してきました。「皮膚疹のバイオプシーで白血病細胞が証明されたから、白血病であることは確定診断されています」とたいへんな剣幕で断言します。しかし、私は、内科で研修している医者が「白血病細胞」といったことに、思わず絶句してしまいました。彼女が「白血病細胞」といったのはバイオプシーで白血球の芽球細胞が皮疹に見られただけのことです。

そもそも、病理標本の光学顕微鏡の観察で正常白血球と白血病細胞が見分けられれば、世界中の血液疾患で苦労はありません。この患者はとにかくひどい歯周病で、歯を抜いたときも歯は肉芽組織の中に浮いているようなグラグラの状態でした。これだけひどい歯周病で歯肉が腐っていれば歯の周りの顎骨の骨髄造血巣が働きだして白血球をつくります。一方、同時に大量に抗ガン剤を投与しますから白血球は完成されず、いわばできそこないになり、芽球細胞も血液中にでてきます。結局、私の治療でこの患者はすっかり元気を回復し、私のつくった義歯（総入れ歯）を入れてめでたく退院しました。この当時から東大病院ではカルテは全科共通でしたから、内科で記入されたところを見ると、白血病という病名のところが二本線で消してあり、骨髄異形成症と改めてありました。

この病名も彼らにとってはたいへん便利なものです。こんなことをアメリカですれば一流大学の教授といえどもただちに馘になります。アメリカでは、治療費を個人または保険会社が負担しますからこんなでたらめな診断は許されません。誤った治療、おかしな治療が行われれば、第三者の判断で直ちにわかってしまうからです。

まるで血液内科の教授が行う実験のようなこの治療症例を経験して、私は多くのことを学びました。まず、老人でも骨組織に重度の雑菌の感染がおこると、眠っていた骨髄の白血球造血の働きが猛然とよみがえるということ、こうして生まれてきた白血球がその場で雑菌を貪食してこれを消化できないと、皮膚・脳・眼・聴覚・肺等外胚葉の間葉組織にこの雑菌をかかえた白血球が運ばれてそこにある細胞に雑菌をばらまき（播種という）これらの組織の細胞内感染症を引きおこします。これにより皮疹と痴呆のごとき脳の機能の低下や網膜症が同時におこること、そして本当の白血病と偽の白血病の簡単にして明瞭な見分け方などを学ぶことができました。さらに、この〝白血病に仕立てられた〟歯周病の患者の治療経験で、後の赤ちゃんの免疫病の謎も大人の免疫病の謎も解明する手がかりを得ることができたのです。

医療費公費負担制度のおかげで、白血病の治療も、患者自身の負担は当時はゼロでした。それを逆手にとって、病院は、「本当は一ヵ月に一千万円近くかかるのを全額保険負担で治療してあげているのだから感謝しなさい」という態度で患者に接しています。先の患者によれば、一ヵ月の会計ごとに看護婦が保険で支払われる金額が書いてあるレセプトをもってきて「見てください、あなたのレセプトですよ。あなたにはこんなにお金がかかってるんですよ」必ず教えに来るそうです。しかし、じっさいには、患者に間違った医療の犠牲を強いているだけの話なのです。

根治できなくても平気な専門医たち

こんなわけで、わが国では難病が増えるばかりです。医療費が増えれば病気が治るというこれまでの医療と違って、今では国家予算で医療費が増えれば増えるほど難病も増えるという悪循環に陥っています。多くの病気を治すには口呼吸と冷たいもの中毒を改め、骨休めを十分にすればいいのですが、そんなことをすれば医者の業績と収入が激減しますから、絶対に患者にすすめません。逆に「こういうことは知られないようにしなければいけない」という風潮すら感じられます。だから、この悪循環は終わることがありません。

医療経済が医療費公費負担制度のように特殊化すると、結局不幸になるのは国民です。この制度は自由主義の欧米には存在しません。しかし、日本では医療保険制度のベースが共産主義的に保証され、その上に自由主義の経済が乗っかっていて、乱用されやすい素地ができているのです。保険医療制度は法律で決められた制度ですから、その制度を法律的に犯さなければ、患者の治療効果や予後にかかわりなくその医療行為は正当とされます。つまり患者が治ろうが治るまいが、保健医療養担当規則に則った治療さえしていれば、医者は責任を問われることなく営業し続けることができるのです。

さらに、難病の場合は根治療法がないとされ、対症療法（痛みやだるさやただれといった症状を一時的に抑えるのが目的の治療法）しか研究されていません。それにもかかわらず、難病の専門医が存在します。根治もできないのに専門医とは、いったい何のための専門医制度でしょうか？　それこそがまさに、裁判に負けないための専門医です。じっさいに、明らかな過失をしないかぎり、マニュアル通り治療していればまず裁判に負けることはありません。これが法治国家の日本です。もっと徹底的な共産主義的医療制度であれば、医者は一定のサラリーしかもらえませんから、余分な治療、無駄な治療はするだけ患者にも医者にも損になるため、行われません。ところが今の日本では患者の治療費を安易に国が負担する制度になっているため、あえて誤診して難病に仕立てられたうえに、ただの歯周病の患者が白血病という難病中の難病で、いちばんお金のかかる治療法の犠牲となるのです。

ミサイル防衛システムのために日本が負担する金額が七千七百億円にのぼる、といわれています。しかし、病気を治さない不毛の医療費に消えていくお金は、じつに三十兆円です。戦前の軍事費よりも国家予算に占める率が高いのです。軍事立国を掲げた戦前の日本が軍で潰滅したように、今の福祉立国の日本は、国民を犠牲にした不毛な医学研究と医療費でつぶれようとしています。

一九七〇年代以降の生活の激変が日本人の健康を変えた

どうしてこんなに医療がおかしくなってしまったのでしょうか。その理由の一つに、病気の性質が二十世紀も残り四半世紀となった一九七〇年頃から変わってきたという側面があります。世界的な変化です。この変化をもたらしたのは、皮肉なことに、有効な抗生物質の開発やステロイドホルモン剤の合成といった医学の発達と同時におこった、私たちの生き方・生活の仕方の大きな変化でした。この変化を理解するために、医療の変化を歴史的に追ってみたいと思います。

まず、人類が疫病に苦しんでいた十八世紀から十九世紀の初頭までは、近代医学もほとんど未成熟で、疫病が発生するのはすべて神の摂理である、と結論づけていました。それが、時代が進んでパスツールやコッホの研究により、疫病は微生物によって引きおこされることが明らかになり、伝染病というものが解明されました。

こうした病気の多くは身体の中では、液性免疫で対応されています。というのも、感染のほとんどが細胞外感染、体腔や体表、体液の感染だからです。ウィルスだけは細胞内感染ですが、これも抗体は血清にできます。たとえばジェンナーの種痘のように、ウシにもヒトにもほとんど害をおこさない牛痘（ウシの疱瘡）のウィルスをヒトにうえこむと、ウシのウィルスにもヒトの天然痘のウィルスにもかからなくなります。この免疫のしくみが明らかにされ、応用されて、かなりの数の疫病が克服されました。

ついで、二十世紀の中ごろには疫病の多くが細菌学の樹立によって克服され、フレミングにより抗生物質が発見され実用化されました。これは、カビの生産する物質によってバクテリアが発育できなくなることに着目し、これを薬として治療に応用したものです。この結果、多くの病原性微生物による疾病が克服されました。これが一九七〇年代ごろまでのことです。このころちょうど、私たち現代人の生き方、生活の仕方が技術革命とともに変わってきました。とくに、睡眠に関して大きな変化があらわれました。睡眠時間がどんどん短くなってきたのです。また、家電製品が発達したおかげで、冷たいものをたくさん摂取するようになりました。家庭用冷蔵庫とエアコンディショナーの普及で、いつでも冷たいものをとり、部屋を冷やすことが可能になりました。とくに、夏になると頭が痛くなるくらい飲食物を低温にして、手足が冷えきるほどに部屋も冷やしたりすることが珍しくなくなりました。

ところが、睡眠時間を短くしたり、冷たいものを摂取したり、皮膚を冷やして体温を下げると、細胞呼吸を担う、赤血球以外の全ての細胞内に存在するエネルギー代謝の小器官であるミトコンドリアの機能が駄目になるため、身体にはたいへん悪いのです。このしくみについてはまた詳しく九章で述べますが、ここでも簡単に触れておきます。

まず、睡眠時間が短いということは身体の骨休めが足りないということです。睡眠不足の骨休め不足だと、身体に働く重力エネルギーを十分解除できません。また、人間は昼間は二足歩行で立って生活していますが、これはいわば、重力に逆らっているわけで、膨大なエネルギーが必要になります。そのエネルギーはどこで調達されているかというと、すべて筋肉内のミトコンドリアがまかなっています。ですから、立っている時間が長引くほど、このミトコンドリアの機能への負担がどんどん大きくなります。ところが、ミトコンドリアの産生するエネルギーは身体内の細胞のリモデリング（新陳代謝）にも使われています。ですから、骨休めが足りないと、とくに骨髄造血のリモデリングが障害されます。つまり、重力エネルギーへの対応のためにエネルギーが過度に使われ、血液のリモデリングにエネルギーが回らなくなるのです。新陳代謝がおろそかになるということは、身体全体で細胞と組織が疲弊していくわけですから、老化をうまく克服することができなくなり、結果として寿命が縮みます。眠っている間に使われるエネルギーを基礎代謝といいますが、これは生命を維持するために必要な最小限のエネルギーのことです。これが新陳代謝、つまり細胞が新しくつくりかわるプロセスであるリモデリングに必要なエネルギーです。こうしてヒトの身体の細胞は、日々旧いものが新しいものに生まれかわって老化することを克服しているのです。

ミトコンドリアの機能にダメージを与える短眠や冷たいものの摂取の怖ろしさを、医学者を含めてほとんどの人は今も知りません。ですから、一九七〇年代以降、現代人は一貫して、まるで超能力を追求するかのように、睡眠時間を減らす、冷たいものを大量に摂取するといった、まったく自然に反した生き方を追求してきました。そのため体力が消耗して、本来はおこらないはずの腸内に共生している細菌が血液中を巡り、種々の臓器や器官の細胞内感染を生じ、その結果、体調がすぐれない身体の不調な免疫病症状となって現れてきました。具体的にいえば、身体の中につねに存在している無害の腸内細菌、常在菌が血液を巡り、さまざまな器官や組織の特殊な機能をもつ臓器の細胞内感染症を生じ、これによっておこる免疫病が蔓延するようになったのです。

金曜日におこる「奇病」はただの過労だった

じっさい私は、医者の不適切な治療のせいで、いつまでたっても病気が治らず悩んでいる患者を何人も見てきました。たとえば私が東大病院で診察をしていたころに、こんな患者がいました。この人は、金曜日になると高熱がでて、ものすごい悪寒戦慄とともに嘔吐するという症状をしばしば繰り返したということです。あまりに悪寒と震えがひどくて都内の医科大学の救急外来をしばしば救急車で受診していました。緊急入院を頻繁に繰り返していましたが入院すると症状が消え、検査結果も正常なので医者は奇病だと首を傾げているとのことでした。この不思議な症状が繰り返しおこり、なかなか病状が改善されないので、大学病院を転々と巡り、私のところにたどりついたのです。

この患者の口の中を見てみると、まずひどい歯周病がありました。口の中が雑菌だらけなのです。当然のごとく口呼吸です。そんな状態なのに、これまで診察した医者はみな酒もタバコも制限せずに治療をしていました。こうした病態を見て、私はすぐに気づきました。この患者の場合、日頃の疲れを酒とタバコでまぎらわし、金曜日になると疲れが臨界点にまで達します。冷酒を飲むたびに身体中が黴菌だらけになり、タバコにはタールのほかにCOが含まれ、細胞呼吸のミトコンドリアを強く障害するうえ、口呼吸することによって喉から黴菌が入り、それまではなんとか白血球が働いてくいとめていた黴菌の活力が抑えきれなくなって発熱や悪寒戦慄を発症していたということが、わかりました。また、週末に検査のために入院すると病状が収まっていたのは、病院でゆっくり休みをとるだけで疲れがとれて、ミトコンドリアが活性化し白血球が蘇るためだ、ということもわかりました。

既往歴（これまでのこの人の病気の歴史）を聞きますと、まさにこの人は口呼吸病であることがわかりました。このようなひどい症状になる二年前に喉の扁桃腺を耳鼻科で摘出していました。それまでは一年に一度か二度は扁桃腺が腫れて会社を休んでいたそうです。扁桃炎は口呼吸でおこります。摘出して二年で病膏肓《こうこう》に入ったのです。

この患者の場合も病気の原因は雑菌の蔓延ですから、検査をしてもはっきりとした原因といえるような異常な物質はみつかりませんし、異常な数値も現れません。そのため、この患者がそれまでかかっていた医者たちは「奇病としかいいようがありません」と片づけていたのだそうです。医者のほうは「奇病だから治らない」といえばすむのでしょうが、患者本人は苦しくて仕方がありません。それで困り果てて、この患者は大学病院を巡り歩くうちに、人づてに聞いて、私のところにやってきました。

この病気は過労が原因で常在菌があばれているだけのことだ、とすぐにわかりましたから、私はまず歯周病の治療をはじめました。同時に、酒とタバコをやめ、さらに口呼吸をやめて鼻呼吸にするよう指導しました。アルコールは体表の血管を拡張するので歯肉の感染巣や肺の感染巣には極めて有害です。黴菌を病巣に封じこめることができなくなるのです。タバコは細胞のエネルギーをつくりだすミトコンドリアの電子伝達系を障害するので、アトピーや歯周病、喘息や蕁麻疹の患者には極めて有害です。私は酒とタバコをやめられない患者には、病気を治すことをあきらめていただいています。

この患者の日常生活は、身体をさいなむばかりのものでした。仕事が忙しすぎるため、夕食は必ず夜十時以降になってしまうし、睡眠時間も平日は六時間以上はとれないといっていました。そこで私は、「こんなでたらめな生活をしていると、あと二、三年で命を落とす恐れがあります。まだ四十歳代半ばにも満たないのだから、死にたくなかったら生活を改めなさい」と申し渡しました。この患者は私の説明に納得し、きちんと生活を改善しました。すると、一ヵ月ほどで病状が改善し始め、一年もするとすっかり健康になって、その後病気も再発しなくなりました。

歯周病と過労でひどい状態に陥っていたこの患者は、三年も病院をたらいまわしにされていたというのに、私以外の医者に「このままだと治らないどころか、二、三年で亡くなってもおかしくない」という見通しを指摘されたことなどなかったそうです。それまでの医者たちは「奇病でわからない」と言っただけで、危険性も何もわからなかったということです。医者というのは、病態を把握したならば、そこから治療方針や治癒の予測をつけることができるはずですが、今の医者のほとんどが患者の病態を知ろうともしないのですから何もわかるはずがありません。その病気発症の背景となっている患者の生活パターン・生活習慣など、ほとんど考慮にいれません。たいへん重要なファクターなのに、それを無視して、ただ検査だけ行い、機械的に治療を行っています。まるで人間は機械みたいにみんな同じだと思っているようです。これでは、医者としての資質は問うべくもありません。

医者はもっと患者の生活を読み取るべきだ

今の医者のほとんどは、患者ひとりひとりが、それぞれ違った生活をして違った環境で違った条件のもとに働いているということを考慮しませんし、その人個人の肉体的能力を斟酌することもありません。ましてや、酒やタバコが患者の身体に影響することも知らず、睡眠時間も無関係、食事の内容も食べ方も冷たいもの中毒もまったく病気とは無縁と考えています。患者の生活パターンなど知らなくていいと思っています。逆に、どんなことをしていても、マニュアルに沿って治療をすれば健康が得られると思っています。だから、マニュアルにないことは、一切お構いなしで、たとえば、お酒も「飲みたいのだったら飲みなさい、タバコも吸いたいのならどうぞ」、と放任です。生命を扱っているのに、生命に対する考察もなければ、生命哲学などあろうはずがありません。

こんなお粗末な医者たちにかかっていては、病気が治るわけがありません。マニュアル医者たちは、病気を治すという最大の目的を忘れてしまったのでしょうか。そもそも、治療指針に沿って治療してさえいれば治っても治らなくてもお金が入る今の日本のシステムが問題なのです。ですからもちろん、生活指導などしません。治療指針というマニュアルには生活指導は入っていても、そんなことをしては時間がかかるばかりだからです。そして、マニュアル治療で治らなければ「奇病です」で片づけてしまいます。

つまるところ、問題なのは、医者が生命の本質、病気の本質を捉えていないということです。さらに現代人は生命に関わるエネルギー（このことについては第七章で詳しく説明します）を理解せず、哺乳動物の本来あるべき生き方から大きく逸脱するような無茶な生活をして、そのため疲弊しきって病気になっているのです。そして、エネルギーの偏り、乱れでおきる病気を医者も患者も理解できず、それらを奇病とよんでいるのです。

多くの人が現代医学を信頼し、信じています。それゆえに悲劇がおこっているところは、多分にあると思います。たとえば、ある元大学教授が免疫系の病気になって大学病院で治療を受けていました。担当の医者が治療にインターフェロンを使いたいとしきりにすすめたのですが、そのすすめ方を不審に思った奥様が私のところに相談にこられました。インターフェロンは、免疫病やガンの治療でさかんに研究されているものですが、私はインターフェロン療法には疑問をもっています。そもそもインターフェロンというのは、ウィルス感染したときに細胞がだす物質ですが、まだそれほど解明されているわけではありません。現在治療に使われているインターフェロンも、それほど効果・効能が解明されているわけではありません。ある種のウィルスを感染させると少しでてくるものを遺伝子工学で微生物や動物細胞を使って大量につくり、精製して薬として使ったところ、たまたま結果がでたものがあるので、それをもっと治療に使っていこう、と考えて使われているだけです。効果がでるしくみも副作用も十分に解明されているとはいいがたいのですから、いわば実験のようなものです。副作用でしばしばうつ病を発症したり、ガンを誘発したりするような物質なのです。

専門的に考えてみても、インターフェロン療法にはたいへん疑問があります。インターフェロンというのは、サイトカインの一種なのですが、サイトカインというのはカスケード反応（小さな滝が連なるように次々とおこる連鎖反応のこと）をおこすので、何百と種類があります。そのうちの一つを取りだして投薬したところで、それが劇的な効果をもたらすとすれば、おかしなことであり、おそろしいことでもあります。本来はカスケードの中の一つでしかない物質を集中的に投与すれば、もともとの生体反応は著しく崩れます。しかし、生命に対する理解が貧しい医者たちは、とにかく一種類取りだして、生体に数値で見える変化が現れれば、それを薬にして精製して売りだせばいい、と短絡的に考えます。さらに、そういう物質の精製薬ですから、たいへんに値段も高いものです。高い薬だから、医者も製薬会社も使いたがるのです。

先に述べた元大学教授の患者は、娘さんが医者になっていましたので、奥さんは娘さんにもインターフェロン療法の相談をしたそうです。すると、娘さんも「使わないほうがいい」といったそうです。それですっかり迷ってしまって、私のところに相談に来たのです。もちろん私は、「使ったらたいへんなことになります。使わないほうがいいと思います」と申し上げました。しかし、当の患者である大学教授は東大を出て理系の名門国立大学の教授を務めた人ですから、現代科学・医学への信頼をゆるぎなくもっていて、奥さんや娘さんの忠告に従いませんでした。結局、「現代科学は自分の学問や身分と同様に信頼のできるものだ」と確信して使ってしまいました。しばらくすると、男性なのに乳ガンを発症し、やはりうつ病になってしまいました。そうなってしまうと、そもそも患者本人が選択したことですから、もうどうにも手の施しようがありません。

現代社会のシステムの中で勝ち抜いてきた人、戦いに勝って満足しきっている人ほど、病気になると往々にして先進的医療の犠牲者の道をたどりがちだという印象があります。とくに苦労して社会的成功を勝ち取った人ほど、現代社会を手放しで肯定してしまう傾向があるようです。じっさい、私のところに相談にくる患者にも、有名な（だけれども病気は治せない）専門医の名前を連ねて「こういう実力者たちの治療を受けていますが、私のガンはどうしたらよいでしょうか」と言う人が、少なからずいます。私が「今受けている治療では治りません。エネルギーの重要性にめざめて、生き方を変えなければいけません」と言っても、有名な医者から離れられないのが、生命を削って身を立ててきた、はかない成功者の常です。こうした人は、生命のしくみなどを振り返ることなく、現代医学が偏った研究から生みだされた対症療法を疑うこともせず、結局自分の命を犠牲にしてしまうのです。

臓器別医学が日本の医療を破壊した

マニュアル医者、マニュアル医療がはびこる背景には、人間の身体をまず臓器別に捉えることを前提とした臓器別医学が今の医学界の主流になっているという要因もあります。臓器別医学は、アメリカで始まりました。医学には、国名をつけるならわしがあります。たとえば、ドイツ医学とかアメリカ医学とよびますが、明治以降の日本の近代医学においては、最初の手本はドイツでしたから、当時はドイツ医学が主流でした。ドイツ医学は、比較的身体全体をとらえる視点をもっていました。戦後になって、日本の医学の手本はドイツ医学からアメリカ医学になったのですが、それは戦後すぐではなく、しばらくたってからのことでした。私が医学生だった昭和三十年代には大半の日本医学はまだドイツ医学が手本でした。つまりアメリカ式の臓器別医学ではありませんでした。

アメリカ医学が日本に本格的に導入されたのは三十年くらい前のことです。そのとき、臓器別医学が導入されました。もちろん主導したのは東京大学医学部でした。とはいえ、東京大学でも全員がアメリカ医学に大賛成していたわけではなく、年配の教授たちは反対していました。「身体というのは各部分が全部つながりあってできているのだから、臓器別医学というのは医学としてなりたたんよ」と指摘していました。しかし、時代の趨勢は臓器別医学でした。

そして臓器別医学をおさめた世代が日本の医学界の実権を握るようになりました。東大病院は今から十年くらい前に新しい病院をつくりましたが、そのときの病院長は胸を張って「新しい病院は臓器別医学の病院です」と言っていました。なんとも時代遅れの話を胸を張って語っていたわけです。

医学はもともと、人間の病気を治し、健康を育むことを目的としてきたはずです。そのためには人間というものをまるごととらえる統合的な視点が必要なはずです。ところが、前にも述べたように、現在、医学は専門分科ばかりが進み、そうした視点がすっかり失われてしまいました。それが、大きな問題を生みだしています。専門家は増えましたが、専門家同士が他の領分を侵してはいけないという風潮がはびこってしまい、医学は細分化が進むと同時に、お互いの垣根をどんどん高くしてきてしまいました。

十九世紀から二十世紀初頭まで、つまり第一次世界大戦の始まる前までは、たいていの医学者・医師は総合的な視点をもって医療に取りくんでいました。医学者・医師が生命科学を研究する場合、生理学、生化学と形態学は一体として学ぶというのが当たり前でした。ところが時代が進み、学問が進むにしたがって、医学や生命科学では細分化ばかりが進んで本質を一切考えなくなりました。

医学の細分化の原因には、科学の他の分野からの影響もあります。二十世紀半ばに入ると物理学が飛躍的に進歩して、どんどん微小な世界の解明が進み、超微細構造の素粒子の世界に到達していきました。医学もそれにつれて、とにかく微細なしくみを解明しないことには、立派な研究ではない、とみなす傾向がでてきたのです。医学で最も重要な基本となるのは、人体解剖学です。人体を知らなければ、医学がわかるはずがありません。しかし、人体解剖というのは、十五世紀のミケランジェロの時代からやってきたことですから、発見という意味では、ある程度、飽和状態に達してしまっています。ですから、人体解剖学で学位をとることは難しくなっていて、医学を学ぶ人たちもそういう研究をほとんどやらなくなってしまっています。逆に、微細な部分を解明する世界をつきすすめば、新しい機器が開発されるたびに、新しいデータがとれますから、そちらを選択すれば学位にも近いし、先端に携わっているというプライドにもつながります。そこから、新しい機器を使った研究でなければ学問ではない、といった風潮も生まれてきます。仮に肉眼的な解剖学の研究だけをしている人がいたとすれば、その人が学位を手にするのはかなり困難です。学術業績と認めてもらえないからです。つまり、職業学者として独り立ちするためには、新しい最先端の機器を使うしかないし、同時に、そういう研究さえしていれば、人体全体を統合的に見ることができなくても医学者になれる、というわけです。

また、こういうことをわかったうえで、勇気のある人が、あえて幅広い研究に取りくんで、これを統合してものを考えていこうと思ったところで、今の医学の世界では自立できません。まず、大変長い年数がかかります。学位を取得するまでのせいぜい四、五年で一人前の学者としてスタートを切るためには、狭い範囲だけに集中して成果を上げるしかありません。

近代医学がはじまったばかりの頃は、パスツールやコッホ、ベルナールやワイスマンの時代です。また個体発生が系統発生を繰り返すという法則を発見したヘッケルやその後継者のルーの時代です。この時代は、人類までを含めて脊椎動物学として原始型、爬虫類、鳥類、哺乳類のすべてを動物として研究する態度がありました。人間は進化の過程でさまざまなステージを経て発展してきたわけですから、考えてみれば当たり前のことです。ところが、現在の基礎的な生命科学の研究では、研究者は自分の研究に必要な実験動物を選ぶのが普通です。一種類の実験動物で一生涯研究をつづける学者も珍しいことではありません。さらに遺伝子操作などを行って、自然界ではあり得ないような特殊な実験動物をつくり、それで研究するというケースも多々あります。自分の研究分野にとって便利な実験動物を一つ開発してしまえば、それを使ってオリジナルの発表がどんどんできるわけですから、研究者としての立場は一生安泰にすることもできます。

たとえばヌードマウスやノックアウトマウスというのが、現在さかんに医学研究の現場で使われています。実験がやりやすいように、遺伝子を操作してつくります。遺伝子を操作するといえば、聞こえがいいのですが、じっさいには、ある特定の遺伝子を全部つぶしてしまってつくる、特殊な変異形です。つまり、人工的につくった変異形というわけですが、発生の過程では、つぶした一部の遺伝子だけでなくて、じつはいろいろな器官に変化が及んでいます。解明のしようのない変化がたくさん見られるわけですから、研究者はそれを追いかけて研究するだけで一生涯終わってしまいます。個々のこまぎれの遺伝子と個体発生の器官の形成とは簡単に短絡してはいないのです。一つの遺伝子群が互いに複雑に作用して、器官の動きや血流とも深く関連して発生が進行するのです。

こんな人工的な変異形を研究したからといって、本当の動物学が解明できるはずがありません。遺伝子は、それぞれが単独で機能しているという保証はありません。いろんな相互作用があって、それが生体の型になってくるのではないかといわれていますから、一つの遺伝子をつぶせば、その遺伝子が支配するタンパク質だけがつぶされているとは限らないのです。相互作用で、思わぬ変化が生体の別の場所や全体に及んでいる可能性があります。そういうわけで、遺伝子操作マウス（ノックアウトマウス）の研究は現在たいへん盛んではありますが、私からみれば、その意味づけについてはひじょうに疑問を感じざるを得ません。

第二章　日本医学はなぜおかしくなったのか

医学には昔から国名がついています。ドイツ医学、フランス医学、中国医学、ソヴィエト医学、アメリカ医学、日本医学というように、その国の名前がつけられるのは、医学が国民性や国の宗教、民族の歴史、建国の歴史と深くかかわっているためです。

日本医学も明治以後は世界的に見てかなりすぐれたものでした。これは明治維新の展開が医学を通して西洋文明を学んだ緒形洪庵の適塾が中心となってなされたため、医学をおさめた人々が政治に携わったことによると、私は思っています。

そんな日本の医学がおかしくなってきたのは昭和四十年代の大学紛争を境としています。

そもそも本格的な大学紛争は東大医学部の学生と若手の医師を中心として結成された青年医

師連合会（青医連）の医学教育制度の改革運動が発端でした。これは敗戦直後に直輸入されたアメリカ医学のインターン制度の廃止運動に始まる問題で、すでに昭和三十八年くらいからくすぶっていたものでした。

大学紛争が東大の医学を崩壊させた

医学部の学生運動家たちは青医連に所属していました。この学生運動が最も激しかったのが東京医科歯科大学と東京大学医学部です。昭和四十年には私の住んでいた神奈川県横須賀市にある米海軍病院をはじめとする米軍病院のインターンを、主だった国立大学医学部の学生がボイコットしました。当時日本国内の米軍病院では、米国の制度である有給のインターンを日本の医科大学の卒業生に対して試験を実施して募っていたのです。昭和四十年には全国から十名程のインターンが横須賀の米海軍病院に採用されていましたが、東京医科歯科大出身の友人はボイコットのクラス決議を無視して受験したためクラス会から除名されてしまいました。東大出身のインターンの友人の話では、東大医学部のクラス会では個人の自由が尊重されていたので、アメリカ海軍病院のインターンに採用されてもクラス決議で除名されることはなかったそうです。

この青医連運動の影響で私が東京大学医学部大学院を受験した昭和四十二年には、基礎医学系を除く臨床医学の全科の大学院を医学部の卒業生がボイコットしていましたから、東大医学部の学生がピケを張って試験場に入場するのを阻止するありさまでした。そして昭和四十三年に東京医科歯科大学と東大医学部で紛争が勃発し、それが全学に広がり、やがて全国の医科大学を中心として主だった国立大学が熱病に感染するように日本全体に飛び火しました。そして、ついにヨーロッパとアメリカにまで拡大したのです。

紛争は日本中の医学部や歯学部の大学はもとよりあらゆる学部に蔓延し、学会までもほぼ一年間活動を休止しました。わが国の実情に合わない医学を改革する必要性は、とみに医学教育者からも言われていたことでしたが、わが国の政府の施策は一度決められるとこれを自らの力で改める術を明治開国以来、輸入することを忘れてきています。医学界の指導層の連中は昭和軍閥の時代の「昭和維新」と同様に「改革はおまえたちが適当にやれ」という態度をとりました。ここに指導者層と学生運動家との馴れ合いの医学部紛争がはじまったのです。

当時の改革の手法は、これまた「昭和維新」の青年将校と同様にマルクス主義つまり共産主義的手法でしたから、医学部紛争も当然収拾がつかない大混乱に陥りました。大学紛争が収まりかかった段階で最もはやく研究に復帰したのが、基礎医学系では私たちの生化学教室で昭和四十四年の春のことです。病院が中心の臨床系はこの間にもまがりなりにも閉鎖されることなく運営されていました。

日本医学の崩壊は昭和四十年代に始まった

この頃からわが国の医学はおかしくなり始めました。昭和四十年代が日本の今日の医学にかかわる大混乱時代につながる変化の起こる十年間です。この時期に明治以来の世界的にもかなりすぐれていた日本医学が完璧に崩壊したのです。先にも述べたように、明治維新を展開したときに中心的に活躍した人物を育成したのは緒形洪庵の適塾でした。病んだ江戸幕府を新しくつくりかえて蘇生させたのが適塾の塾長を務めた医者たちであり、幕臣もここで西洋医学から軍学、西欧文化まで学びました。医師の村田藏六も適塾の塾長をしていたことがありました。彼は後の日本陸軍の創始者で明治二年に兵部大輔となり大村益次郎と名を改めましたが、この年に暗殺されました。彼は、維新政府を総監できる唯一の人物でした。維新政府は、かなり適確に西洋から医学を導入し、日本医学は世界的にもかなりすぐれた段階にありました。ことに母乳中心の育児法が欧米よりすぐれていたために、わが国の青少年の知能はすでに江戸時代から世界に誇ることができるほど抜きんでてたものでした。

これが崩れるのが昭和四十年代です。まず、敗戦後二十年が経過し、戦前のドイツ医学がアメリカ医学に書き改められたのがこの頃です。たとえば、昭和四十一年に当時の東京大学医学部の教授であった小児科の高津忠夫先生が監修された「スポック博士の育児書」（暮しの手帖社）がインテリ家庭に普及しました。日本古来の母乳中心の育児法が「貧乏くさい育児法」として追放されました。またこの頃、京都大学出身の松田道雄先生は、ソヴィエト連邦の保育園の育児法に惚れこんで、保育園による集団育児こそが先進的育児だと声高に唱えました。これも、日本の伝統的なすぐれた育児法を大きく破壊しました。

そして、同じこの昭和四十年から、予定されたインターン廃止のための青年医師連合（青医連）の運動が展開されました。昭和四十四年には東京大学創立以来初めて入学試験が中止されるほどにまで拡大した大学紛争は、その年の夏頃には時間の作用で収まりました。というのも、青医連運動家も、卒業して国家試験を受けて医師免許証を取得して医師にならなければ、法秩序のととのった今日のわが国においては何もできないからです。改革など学生では何一つできないということを一年間の大学騒動で彼らも理解しました。

例年、医学部では百数名が卒業していましたが、医学部に端を発した紛争のために、昭和四十三年の春の卒業生は五十七名、九月に四十五名と二回に分かれて学業を終えました。当時は春と秋の二回医師免許証の国家試験があったためです。昭和四十七年に百十六名が卒業して正常に復したかに見えましたが、しかし、翌四十八年には三月に百三名、九月に百十四名が卒業、五十年には三十四名の卒業と、七年間にわたり、変則の事態が続きました。

しかし、もとより昭和四十三年の春組と秋組は大学紛争中からクラスが二つに割れて大喧嘩していました。東大医学部が見かけ上平常化したのは基礎医学教室と学生の講義だけで、一部の臨床系の教室ではすさまじい争いが続いていました。ことに小児科と精神神経科と歯科口腔外科教室はその後二十年余りにわたって混乱を続けました。そしてそれらの混乱が、今日まで続く子育ての誤りとそれに続く病弱な低体温児の問題の根源となり、さらに精神科医療の今日的混沌につながり、昭和四十〜五十年代から続く顎口腔の疾患と噛めない歯と顎の治療の歯科問題へとつながります。基礎医学教室も体裁を整えただけで問題はまったく解決していませんでした。つまり、日本医学崩壊の問題は、混乱が一見静かに収まったかに見えたものの、全国的に延々と今日にまで全診療科にわたり続いているのです。

戦前、医学研究の最先端は東大ではなかった

医学がこわれた現在の日本の原因をさぐるには、戦前と戦後の東京大学医学部の役割の違いを知る必要があります。戦前のわが国の体制は、陸軍大学校と海軍大学校出身の軍人と東京帝国大学の文人の三脚で国家が運営されていました。緒形洪庵の適塾は、国家有用の人材を育成しましたが、維新政府の医学校建設には関わりませんでした。そのため、明治時代には東京大学医科大学（東大医学部の前身）はとくに医療行政において指導力に欠けるところがありました。

近代日本の骨組みの完成する明治十五年頃から昭和の初頭頃までのわが国の医学界の実情

は、藤田達明の『闘う医魂』と坂内正の『鷗外最大の悲劇』である程度うかがい知ることができます。これらによれば、明治十五年当時は、日本の衛生状態は惨憺たるものでした。ちまたには赤痢や腸チフス等の疫病がはびこっていましたから、伝染病を根絶させることが医学者に課せられた最も重要な責務でした。

当時は東京大学医科大学の卒業生は成績の順に文部省の東京大学、内務省、陸軍省、海軍省の医官となって、それぞれの管括する医療行政に専心しました。その頃のわが国の医学上の問題は国民の伝染病と陸海軍の脚気です。脚気も伝染病と考えられており、世界中の医学がコッホとパスツールの細菌学を中心に研究されていた時代でした。そして、日本の医学界では、内務省の北里柴三郎と文部省の東京帝大の細菌学教授緒方正規、青山胤通医科大学長およびこれらにつながる陸軍省医務官の森林太郎（鷗外）との確執が激しくなっていきました。この確執は、じつに明治から昭和の初期まで日本の医学全体に影響を及ぼしました。

この三者の確執の図式を示すと、まず、内務省の北里がたてた伝染病研究所が終始国民の健康を守る側にありました。一方、文部省管轄の帝大医科大学の細菌学教室は休眠状態を続け、さらに、陸軍の森鷗外は「日本兵食論」という過ちによって陸軍におびただしい数にのぼる兵の脚気病惨禍を引きおこし、国軍をもあやうくするものでした。当時の様子を『闘う医魂』から引用してうかがってみましょう。

「当時の国民の健康を守るために、伝染病を根絶させるのが医学者に課せられた究極の目標である。ところがその最新の研究成果は、伝研から陸続と発表されている。北里のペスト菌発見はもとより、志賀潔の赤痢菌発見、秦佐八郎の駆梅薬サルバルサン創製、北島多一の抗ハブ毒血清の研究、宮島幹之助の寄生虫病研究、梅野信吉の狂犬病予防ワクチン創製。さながらフライパンの上でいり豆がはじけるような活況を呈している。ところが大学側の細菌学研究をになう緒方正規の教室ときては、水中に潜ったように鳴りをひそめているではないか。」（篠田達明著『闘う医魂』）

明治十八年東大の緒方正規が「脚気は脚気菌によっておこる」という新説を東京医事新誌、中外医事新誌、および医事新聞に発表しました。脚気は陸海軍に蔓延した国家的な大問題でしたから、日本中が沸き立ち、その報告会は盛大をきわめました。この緒方正規教授は、適塾の洪庵一門ではなくて北里と同郷の出身で、熊本医学校では北里の一級下でしたが、苦学した北里より東京大学医科大学の卒業は先輩でした。内務省に勤めていた北里は、医科大学の衛生学教室にいた緒方が細菌学をおさめる目的で欧州留学を終えて帰朝後に、細菌学の手ほどきをうけたことがありました。北里は明治二十一年（コッホのもとで留学三年め）に脚気菌の存在を疑問視する論文をドイツの医学雑誌に投稿しました。内容は「脚気菌の発見は細菌学の基本を無視した間違いによって生じたものだ」というものです。これが翌年「中外医事新報」に翻訳されたのです。このときから医科大学と北里の確執がはじまります。北里には悪気はなく、ドイツの学問的習慣と友人の「誤りを改めざる、これ過ちなり」

という言に従っただけでしたが、事前に緒方にことわらなかったことが禍いしました。（篠田達明著『闘う医魂』参照）

脚気で日本軍を壊滅寸前にした森鷗外

ここで、脚気について『鷗外最大の悲劇』を振り返ってみましょう。

江戸末期から明治にかけての頃はまだ脚気についての科学的な基礎知識の積み上げもなく、情報交換の場も限られていたために、群雄割拠的な漢方医や僧医と、脚気についてはなんの知見ももたない洋（蘭）医たちは、なすすべもありませんでした。そして、明治十年以後は、富国強兵の国策のもと、全国から徴兵されて軍に入った兵たちの多くがこの病に倒れたことから、脚気は国家の一大問題として重要視されるようになりました。（参照・坂内正著『鷗外最大の悲劇』）

じっさい、江戸から明治へと移るこの時期は、医学の大変革期であり、混乱期でした。山下政三氏の『明治期における脚気の歴史』（東大出版会）のまえがきをみると「漢方医学にはすでに伝統的な脚気医学が存在したのに対し、新来の西洋医学とくにドイツ医学には脚気知識がまったく欠如していた（中略）そしてはからずも脚気と無縁なコッホの何気ない示唆が重大な役割を演ずることになる。バタビアでのベリベリの研究が明治期の誤りを一掃する端緒となるのである。ベルツ、ショイベによって唱導された脚気伝染病説が同国の細菌学者の提言に打ち破られることになるのは皮肉な運命と言うべきであろうか」とあります。当時の日本の西洋医学がいかに混乱していたかが、明らかになっています。こうした混乱が、脚気という病気の根源を見いだす目を曇らせ、白米飽食と貧粗な副食によるビタミン不足によって引きおこされるミトコンドリアの障害でおこることが理解されなかったのです。

明治十一年に洋医、和漢方医が協力研鑽して脚気の真の療法を突き止めようと東京都脚気仮病院が設立されました。これは四年後には東京大学医科大学に引き継がれました。そして、明治十八年に大阪鎮台で麦飯給与が実施され、以後各師団でこれが実施されました。西南戦争以後の七年間の陸軍の一年間の脚気患者発生数は年間平均二四・六パーセントでしたが、十八年以後の麦飯給与の実施で激減し、全国的に師団にゆきわたった五年後には一・七パーセントさらにその一年後には〇・五パーセントに減り、日清戦争直前の明治二十六年には〇・二パーセントにまで激減しました。

しかし明治二十七年八月の日清戦争では四万一千余名の脚気患者が発生したのです。脚気による死者といえば、戦死者九百七十七名の四倍の四千六十四人にものぼり、「古今東西、戦疫記録中殆ド其類例ヲ見ザル」という惨状を招きました。さらに、明治三十七年にはじまる日露戦争では二十五万余の患者と二万八千名にのぼる同病死者をだしています。なぜこんなことがおこったのでしょうか。原因は森林太郎（鷗外）が主張した陸軍兵食論でした。森は兵士たちの食事から麦飯を廃し、純白米とたくあんを推奨しました。この致命的誤りによって陸軍に脚気惨禍がもたらされてしまったのでした。乃木希典の二〇三高地攻略の兵も親友森が推奨保証しているほとんど白米だけという粗末な兵食の犠牲となりました。すでにその十年以上も前に結論の出ている麦飯給与の有効性を無視し、森はあくまで自説に固執し「白米万能主義者」として直属二師団の軍医部長の麦飯給与の進言を一言も答えることなく退けたのでした。（参考・坂内正著『鷗外最大の悲劇』）

ヒトの身体の色々な器官でつくられるステロイドホルモンは性ホルモンから副腎皮質ホルモンを含めて三十種類もあり、そのうち治療目的で使われ今日問題となっている合成ステロイドホルモン剤と同じ系統の副腎皮質ホルモンには、ミネラル・コルチコイドとグリコルチコイドがあり、ミネラルと糖とアミノ酸・脂肪酸の代謝を行っています。基本的にはミトコンドリアはエネルギー代謝を行うのに、あらゆるミネラルとすべてのビタミンとコエンザイムという補酵素を必要とします。ところが、ビタミンB群が完全に欠乏するとすべての細胞のミトコンドリアの働きがだめになりますが、心臓のミトコンドリアの電子伝達系が止まると、ちょうどシアンや一酸化炭素中毒と同じように心停止して死にます。森鷗外が強引にすすめた白米とたくあんだけの粗末な「日本軍兵食」はこれを引きおこしたのです。

脚気の問題に加えて、北里と青山の間には感情的・政治的な対立が深まっていました。そもそも内務省の伝染病研究所は北里が福沢諭吉の援助のもとに小さな私立研究所をつくり、それを発展させてから国立に移管したものでした。コッホの下で数々の世界的業績をあげて、ヨーロッパの学会で花々しく国際デビューして帰って来た北里を文部省と東京大学は完全に黙殺したため、北里はそのような方法をとったのでした。そこで、北里はさまざまな研究に取りくみ、志賀潔など多くの優秀な人材を集めて、腸チフス、パラチフスを始め狂犬病や破傷風、ジフテリア等各種ワクチン、血清の製造などに実績をあげていきました。

ところが、それが突然、大正三年に、研究所は内務省から文部省へ移管となりました。表向きは財政再建のためということでしたが、この唐突な決定の黒幕は青山ではないかとしきりに噂されました。というのも、当時医学界で権勢を誇っていた東大医科大学長として勢威を振るう青山にとっては、この研究所の存在ははじめからおもしろくないものだったからです。しかし、いくら東大医科大学長といえども、東大は文部省管轄ですから、内務省管轄の北里の研究所には手がだせません。そこで、青山は、以前より家庭医をつとめるなどたいへん懇意にしていた、時の総理大臣の大隈重信に働きかけた、というのがもっぱらの噂でした。（篠田達明『闘う医魂』参照）

明治のわが国の近代国家としての創成期に、医学で最も重要とされた伝染病と脚気問題にはたす東京大学医科大学の役割は、今日から見ればまったく無に等しいものです。森鷗外に至っては、兵の損耗から資料の編纂に至るまで国家反逆罪以外の何ものでもありません。このような人が日本の知識人の間で高く賞賛されているのは、なんとも腑に落ちないことです。

口腔科臨床医学研究を弱体化したアメリカ追従歯科学

それでは、明治時代、創成期の東京大学医科大学の細菌学や青山胤通教授の内科学以外の他の診療科の実態はどんなものだったのでしょうか？　私の所属していた歯科口腔科の前身の歯科学教室のはじまりについて述べましょう。

明治維新政府は、医療制度は江戸幕府の皇漢医学の分類に近い形で西洋医学を導入しましたから、顎・口腔の医学は口中医をあてました。これは欧州の口腔科臨床医学（ストマトロジー）に相当するものです。わが国では丹波家が代々、口中医（口腔科医）として有名で、丹波兼安はとくに有名でした。

しかし明治になり、この口腔科医の流れを大きく変えるべく外国の力が、アメリカから密かに入ってきました。アメリカ人歯科医のイーストレーキやエリオット等のフリーメーソン会員です。彼らの伝記には、誇らしげにフリーメーソンの会員証の写しが示されています。エリオットは、南北戦争当時、外科と内科を担当していた軍医でしたが、わざわざペンシルベニア大学の歯科学校をでて、歯科で極東を指導するために日本に来ました。明治八年にわが国で最初の医術開業の医師免許証のための国家試験実施の際に、彼は小旗英之助を「口腔科」ではなく「歯科」で受験させてすぐに上海に渡り、後に英国の王立医科大学の歯科学の教授になりました。

このようにわが国の医療制度は民間から米国の力でなし崩しにされました。アメリカでヨーロッパより進んでいたのは当時「歯科」しかなかったのです。一九〇〇年になると「歯科」の他に「飛行機」が加わります。この二つで二十世紀のアメリカは世界制覇を達成しました。二十世紀の最後の十年の間に、EUの成立とともに、ヨーロッパの数ヵ国に残っていた優れた医療制度である「口腔科医」は、免許証の統一のために廃されて、EUのすべての国でアメリカ型の「デンティストリー（歯科学）」に統一されました。

この歯科学教室が東京大学医学部に設立されたのが明治三十三年（一九〇〇年）です。文部省の歯科と耳鼻科と整形外科の三科を新設する議が決められ、外科の佐藤三吉教授に一任されたのでした。

そして、これら三科の教授は、なんと、くじ引きで選考されたのです。くじ引きで外科の教室員から選考したため、それが尾を引いて日本の歯科医療と歯科口腔科の教育制度が今日に至るまでどうにもうまくいかなくなってしまいました。結果として、歯科学教室の担当教授は、当時外科学では三人のうち最もすぐれていた石原久氏に決まりました。彼はじっさいのところ歯科にはまったく向かない人でしたので、アメリカに留学しても興味ももっていませんでしたから、すっかりやる気をなくして無能教授になりました。このように東京大学医学部は、明治時代からすでに国民の医療を長期予測し、考えて国民の健康を守るという視点も気概もなく、適材適所の考えすらなく、自分の配下のいやがる医局員を歯科や耳鼻科の専門の教授に仕立てていったのでした。

もちろん、これを憂える人もいました。たとえば東大医科出身の島峰徹はドイツに留学し、一九一四年に帰国、東大医科よりすぐれた旧制の「口腔科の医科大学」を創設すべく努力しました。関東大震災などの災難にみまわれながらも、東京高等歯科医学専門学校をつくりました。そして伝染病の北里対東大の青山の構図がそのまま口腔科の医学の島峰対東大の石原の対立に当てはまりました。

先に述べたように、明治・大正・昭和を通して日本医学は文部省―東大の力は強大ではなくて、日本国民の身体を守ったのは、内務省の伝染病研究所の北里柴三郎とその一派と島峰の口腔科の医学派であったといっても過言ではありません。

しかし、戦後のアメリカの占領政策で大学と専門学校が統合され、大学の数も激増する中、東大医学部の指導性が強まりました。医学や国民の健康に関するほとんどの重要な施策は東京大学医学部の教授が指導するようになったのが敗戦後の日本の特徴です。これが今日の日本医学がおかしくなった大きな原因の一つです。そのことをこれから述べていきます。

戦後の東大医学部でも、くじ引きで教授を決めるような体質はまったく改まることなく引き継がれていきました。残念なことですが、東大医学部は学問の世界ではつねに最後衛です。たとえば、生化学教室では、明治時代のような時代遅れの研究でも小さな業績があって人柄がよければ、そういう人が教授に選ばれてきました。しかし、昭和四十年代には、世界の最先端医学の前衛は分子生物学になっていましたし、さらに昭和五十年代になると、明治時代の分析化学の仕事しかしていないレベルの人が指導していては、もうどうにもならなくなりました。そうすると生化学教室の親戚の栄養学教室の教授に、すでに分子生物学で名をなしている大阪大学の教授を併任で迎えたりしました。

紛争前の昭和四十三年から私は生化学教室に籍をおき、ガン細胞の膜の脂質というひじょうに視野狭窄した研究を行っていましたが、紛争直後の昭和四十四年には、世界の生化学の潮流に乗るべく最先端の分子生物学の研究に取りくみ始めました。当時東京大学には全学を見わたしても、本格的に分子生物学を習得した学者はほとんどいませんでした。東大医科学研究所（北里のつくった伝染病研究所が昭和四十二年に改称された）に米国でエネルギー代謝の分子生物学を習得した前の生化学教室の研究員が数人いただけです。私は分子生物学を習得した数少ない若林一彦助手のもとで、ミトコンドリアのDNA、RNAとタンパク質合成と核のDNA、RNAと細胞質タンパク質合成系の関係を明らかにする最先端の研究を始めました。ミトコンドリアは細胞呼吸を担当する重要な細胞小器官です。この研究に真正面から取りくんだことが三十年後に花開くことになるとは、当時夢にも思いませんでした。

東大医学部は、学問的にはつねに後衛ですから、私が大学院生だった当時は分子生物学を理解できる医学部教授は皆無に等しかったのですが、それから二十年も経過した今頃になってやっと基礎医学教室の教授のほとんど全員が分子生物学の専門家という状態です。この頃には、私は重力作用と生命現象の関係を解明していましたから、分子生物学の限界も明らかにすることができました。じっさい、現在の分子生物学は、コンピューターを応用した分析機器の開発により、生命現象の主要部分がほぼ解明され、今やほとんどテクニシャン（研究技士・実験助手）が担当する研究領域となっているのです。それなのに、東大の医学部では基礎も臨床医学も、ほとんどの教室が分子生物学を中心とした研究を行っています。その研究テーマのほとんどは、アメリカのＮＩＨ（国立健康研究所）の研究テーマのおこぼれで、そんなものを頂戴して喜んでいる有様です。

東大の医学部では、「アメリカでノックアウトマウスを使った分子生物学研究をしてきました」と胸を張る若い内科医が、寝ないで頑張ったためにハルシオン（精神安定剤）を服用してトロンとした顔をしたりしています。分子生物学の世界は、水分子が分子振動するブラウン運動で動くほど微小の世界ですから、粘稠《ねんちょう》係数がものをいって、重力の働きに基づく力学の作用が及びません。したがってニュートン力学の作用する圏外にありますから、ヒトをはじめとする脊椎動物のごとき多細胞の高等生命体の医学には、分子生物学はもはや余り役に立たないのです。有用なのは単細胞生命と多細胞生命に共通するタンパク質・核酸・アミノ酸・糖類・脂質等や細菌・ウィルス等の分子レベルや単細胞レベルの現象の解明です。ヒトの呼吸や新陳代謝や疲労、脳と筋肉の機能や健康や病気の解明には、重力作用の影響をまともに受ける多細胞生命体のシステムを解明する新しい研究手法が必要なのです。そのためには、ただただＮＩＨの動きだけを見ていたのでは駄目です。そのことが、東大医学部の研究者たちにはまったくわかっていないのです。

医療と無縁の研究ばかりに邁進する東大

さらに、ほかの基礎医学系の教室では、主任教授が医学とはあまり関係のない学問的野心が研究の方向性を決めています。たとえば、紛争前の薬理学教室は二講座ありましたが、そのうち一つの講座では、薬理学という本業をはなれてただただ筋肉に対するカルシウムの働きに関する研究だけが行われ、薬理学の学生の教育をそっちのけにして、教授のみならず全教室員が筋肉の研究に血道をあげていました。この教授は、これが認められて文化勲章をもらいました。この講座の大学院生は紛争中は相当に過激な行動をしていました。公衆衛生学教室には、後でエイズの血液製剤で有名人になるＧ君もおりましたが、当時はかなり温厚な意見の持ち主で、虫歯の疫学の研究で学位をとり、よくフルートを吹いていました。ある基礎系の青医連の大学院生は、戦旗社（過激な新左翼の出版社）にひそかに所属していましたが、いかにも外見は温厚そうでした。紛争が収まった後に、この方の所属する講座の教授が医学部紛争と学生および青医連のその後の方向性につき教授会で大演説をぶったそうです。そして大枠でその通りに推移したので、この教授は予言力があるということで学部長になりました。戦旗社の院生は無事に大学院を修了し、ドイツに留学して帰国してから学部長になられた先生の講座の助教授になりました。まさに医学部紛争は、昭和軍閥の馴れ合いクーデターと近似した日本式の制度改革の手法だったのです。

免疫学教室は、紛争当時はまだ血清学教室とよばれていて、血清の抗原抗体反応の実習のオークテルローニーというのをよくやっていました。紛争後は教室名が免疫学講座と改められ、自己非自己の免疫学に凝り固まった高名な先生が教授になられて、もっぱら免疫病とは無縁の移植免疫現象をつかまえて「免疫とは高級なスーパーシステムでわけのわからないものである」という免疫の意味論を展開していました。今は、免疫学教室はその愛弟子が後をついでいます。私が東大病院に勤務していた頃、あるとき、ある基礎系の教授に、今の免疫学は疾病治療医学とは無縁の「免疫学者による免疫学者のための免疫学です」と言ったことがありました。すると「そういうことを言うから免疫学者が怒るのです」とたしなめられたのには少々驚きました。私の発言など医学部の首脳部の人々には完全に黙殺されていると思っていたからです。後でわかったことですが、内科の教授をはじめとする臨床系・基礎系の多くの教授達が私に対して怒りをもっていたそうです。

東大医学部の基礎系でもっともひどいのが解剖学教室です。私の教え子が嘆いていました。「日本で最もすぐれた医学が学べると思って、理科三類からトップの成績で理三の医学部に編入したのにがっかりしました。医学部だけでしか習得できない人体解剖学実習が無きに等しい自習だけなんです」というのです。人体解剖学は西洋医学の基本です。そのため東大医学部には研究施設を含めて四つの解剖学講座があります。それを分子生物学のうちでも、極めて狭い細胞骨格というのを研究している現在の医学部長の広川信隆教授が独り占めして、解剖実習がほとんど行われないのだそうです。ことに養老孟司先生が定年を数年も残して早々に退官されてからは、人体解剖学がさらにおろそかになっているといいます。現に解剖学教室の教授は広川教授の一席を除き他の三席は、部下を主任助教授として空席です。

人体解剖学がわかっていなければ、どんなに生理学、生化学を勉強しても医学を体得することなどできるはずがありません。解剖学をきちんと学んでいない東大の医学生では、臨床実習（ポリクリニーク）で身体のしくみの話をしても発生学の話をしてもとんと通じません。こんなでたらめは、私立の医大ではありえないことです。解剖学は大切だから、と教養課程から専門課程にいたる三年間をかけてやる私大すらあります。解剖学のない医学部など、コーヒー豆のないコーヒーのようなものです。こんなことでまともな医者ができるはずがありません。

明治も昭和も平成も体質は変わらない歯科学教室

臨床の私のいた歯科口腔外科では、某私立医大の外科系の小科を担当されていたA先生が昭和六十二年に教授に選ばれました。この方は、歯科口腔科の医術を本格的におさめたわけではなく、専門は形成外科です。臨床医学においても基礎医学においても、業績らしい業績がほとんどない方でした。選ばれた理由は、東大医学部の出身者で歯科口腔の教室と少し関連があって人柄がよいという理由のみですから、その後、東大病院におこった混乱は相当なものでした。

いろいろな混乱のおこる数年前に、別の外科系のK教授が病院長をされていた頃、しばしば外来医長と病棟医長を集めて病院長談話がありました。その時に病院長自身が話されたことで、とくに印象に残っているものがあります。「東京には医科大学病院が沢山あります。今や東大病院はなくても東京都民は誰一人困らない病院となっています」とおっしゃったのです。勤めている医師たち自身がこんなふうに思わざるを得ないほどに、東大病院の実態は情けないものとなっているのが現実です。

明治時代、東京大学歯科学教室の初代主任教授を石原久教授が務めていたときも、問題がおこりました。石原教授は医学者として無能だっただけではなく、医局員の海軍軍医が大学院を受験したときに邪魔するという暴挙に及んだのです。これをきっかけに、七人いた医師の怒りが頂点に達し、全員が署名して桂冠勧告書をしたため、配達証明書留郵便で石原先生宅に送り届けると、みなで一斉に教室を辞めてしまいました。この件が石原教授ににぎりつぶされないよう、念のために写真を撮影しておいたといいます。七人の医師がやめて、あとに残ったのは今でいうと技工士のような人と看護婦だけでした。それでも石原先生は平然と教授の職を続けられ、在職二十七年にして昭和二年に退官されました。

明治・大正・昭和から平成の今日にいたるまで、東京大学医学部歯科学（後に歯科口腔外科）教室はこんなていたらくだったのです。先ほどの桂冠勧告書の内容は「あまりに無能なうえ人格もすぐれない石原久先生は教室を主宰されるにふさわしくないから自主的に御退官いただきたい」というものでした。長尾優先生の著された『一筋の歯学への道普請』（医歯薬出版）にその証拠となる写真がのっています。

今の医学は色々な科に分かれていますが、人の身体はすべてつながっていて様々な器官が互いに深く関連してまとまって一個体として働いています。ですから医学部の中で一つの科が完全に壊れてしまっているとか、専門教育を受けていない平の医者同然の人が教授を務めている事態になると、身体を全体として把握するはずの医学が崩壊してしまうのです。残念なことですが、東京大学の場合、歯科学教室が設立当初から今日に至るまで壊れていたため、東京大学の医学部のレベルはすでに明治時代から最低の状態に陥らざるを得ませんでした。そして現在の平成の世にも、A教授のごとくに学力も倫理観もない東京大学医学部の一部の教授たちが今日的に明治時代の誤りを再現するような人選を行っています。そして、血液製剤のエイズ感染が発生するという失態が露見するまでの戦後の日本医療のほとんどすべての重要案件が、東大医学部出身者にゆだねられてしまってきました。今日の日本の医学がおかしくなったのは、そうした背景があったのです。

進みすぎた医学の専門分科

医学の専門分科が進みすぎたうえに、現在の医学界には、お互いに専門外の領域を侵してはいけないという不文律があります。また、専門外の領域を侵すと一人前の学者として存在できなくなるという風潮すらあります。しかし、こうした極度の専門分科のせいで、病気が治せない医学がはびこるようになりました。治療といっても、対症療法しかできない医療です。しかし、治せない医療の現実が人々に知られるにつれ、現在の医学に対して少しずつ変化を求める声もでてきているように思います。

前にも述べましたが、今までの医学は、身体をばらばらの部品に分けて修理する手法です。身体をモノとしてしかとらえていませんでした。薬を使ったり手術を行ったりしますが、これは、化学的な物質の反応が身体の中でおこって生命活動が行われているのだから、そういう反応をおこす物質だけをつきつめていけば身体のことも病気のこともわかるはずである、という認識が背景にあります。栄養食品はもとより薬など化学的物質は、質量のある物質ですが、今までの医学はこれにしか目をむけていませんでした。つまり、医学の唯物論（マテリアリズム）とでもいうべき状況があったのです。しかし反応には必ずエネルギーがともないます。エネルギーの存在を忘れていたのです。

エネルギーなしで生命は理解できない

物質中心主義こそが唯物論ですが、これが行きづまりを見せています。これを打破するためには、質量のない物質、つまりエネルギーが生体に果たしている影響・役割をきちんと把握していくことが必要不可欠だと思います。私たちの身体には、体温をはじめ、エネルギーが巡って旧くなった細胞を新しくつくりかえています。

それでは、そのエネルギーとは何でしょうか？　エネルギーとは、質量のない物質です。質量のある物質は、ある極限状態でエネルギーに変換されます。これが十九世紀に明らかになり、二十世紀に検証された宇宙の構成則である「エネルギー保存則」です。世の中は質量のある物質だけでできていたのではないのです。

とくに生命は、エネルギーの渦の回転とともに細胞やそのパーツがリモデリングし、新陳代謝して老化を克服するシステムです。そうした視点、エネルギーを視野に入れた視点が今の医学には完全に欠けているのです。

生命とのかかわりの中で最も大切なエネルギーは太陽の光と熱と引力です。次に地球と月の引力が重要です。じっさい、今の生命科学には、エネルギーについての考えがぬけているから病気が治せなくなっているのです。たとえば、北極や南極のような酷寒の地や、灼熱の砂漠のことを思いうかべてください。寒さや熱さの度が過ぎると人は簡単に死にます。また、あとでくわしく述べますが、地球の引力の重力作用を無視した短睡眠だと、重力エネルギーによって疲労が蓄積し、身体の機能に障害を来します。つまり、骨休め不足でも人は病気になったり死んだりします。ミトコンドリアのリモデリングができなくなるからです。

生きているということはエネルギーを使って細胞をつくりかえていくことです。細胞は確固として不変にそこにあり続けるのではなく、つねにエネルギーが流れこみ、流れ去りながら、細胞自体がつくりかわり、生命現象が維持されているのです。つまり、生命とはエネルギーの渦が巡りつつリモデリングすることであり、これが止まるのが死なのです。

生命とはエネルギーの渦が巡りつつ作りかわることである

生命の定義は「タンパク質・核酸・糖・脂質から成る水溶性のコロイドの電気現象を中心としたエネルギー代謝の回転と同時におこるリモデリングのシステム」です。エネルギーの渦が巡らなければ生命の渦も巡らないのです。そして外界のエネルギーには、生命の電気反応系の渦を巡らすのに有利なものとこれを阻害するもの、無影響なものの三種があります。単細胞生命と多細胞の高等動物とでは、作用するエネルギーの影響の受け方が著しく違っています。たとえば重力エネルギーや温熱エネルギーに対しては、一般に単細胞生物はひじょうに鈍感ですが、高等動物は極めて敏感です。地球の引力の一万〜十万倍がかかっても単細胞動物は生きていますが、哺乳動物は五〜七G（地球の引力＝重力は一G）になれば、一日たりとも生きていられません。さらに、哺乳動物の細胞代謝は温度変化に敏感で、免疫力には温度依存性があり、一〜二度体温が下がると白血球の有害物・微生物の消化力が失われますが、逆に平熱より一〜二度上昇すると、この力はひじょうに増します。

このように、進化の進んだ生物になればなるほど、外界のエネルギーからの影響を強く受けます。そこに、さまざまな病気や体調の変化がおこる原因があります。ですから、人間の生命を把握し、その生命におこる現象を把握するには、食べもの、飲みもの、薬といった物質と、熱、寒冷、圧力、光、引力、音波、電波といった環境エネルギーの両面から身体と生命を捉え直す視点がどうしても不可欠なのです。

第三章　間違いだらけのスポック博士式子育て

前章でも述べたように、日本医学はすっかり崩壊しています。それがとくに顕著なのが小児・子育ての医学の分野です。日本の育児の医学に決定的な悪影響を及ぼしたのは、昭和五十五年の母子健康手帳改訂です。昭和五十七年から乳幼児のアトピー、喘息、下痢、便秘と低体温が急増し、それが今日にまで続いています。その原因は、この年に厚生省によって改訂された母子健康手帳の指導内容が間違っていたからです。哺乳動物の一員であるヒトの赤ちゃんは、母乳を飲み、つねに母親と密着して暖かい状態にして育てれば、いつも機嫌よくすくすくと育ちます。私の指導で、母乳だけで育ててきた二歳五ヵ月の子供がいますが、この子はじつにすくすくと育っています。夜泣きもしないし、ぐずりもせず、夜もすやすやと眠ります。知育がとくにすぐれていて、すでに五歳ぐらいの能力があります。肌もぴかぴかに美しく育っていて、少し小ぶりですが、体重も決して他の、離乳食で育っているアトピーの子供と比べても遜色がありません。

二歳まで離乳食は始めてはいけない

じつはこの子供の親は医者なのですが、このようにすくすくと育てるために、私は、検診で小児科医がいうことは一切無視するように、と指導をしています。ふつうの小児科医はまず、とにかく母乳だけでは栄養が足りないから、五ヵ月をすぎたらなるべくはやく離乳食をやりなさい、と指導します。ですから、親はこれを素直に受けいれる態度を見せ、「子供には五ヵ月から離乳食を与えています。おしゃぶりは一切使っていません」とつねに繰り返し申告しないとたいへんなことになります。子供をすこやかに育てようと思ったら、小児科医を適当にあしらわなければならないという、悲しい現実が今の日本にはあるのです。

この子の場合も、はじめは小児科医の言うとおりに育てていたのです。ところが五ヵ月でカボチャを食べさせたら身体中に発疹がおこったので、あわてて私のところへ電話相談してきたのです。それで、私が「離乳食はやめて、母乳だけに戻しなさい」と指導し、その通りにしたら、発疹もおさまって、元の通りすくすくと育ち始めたということでした。その後

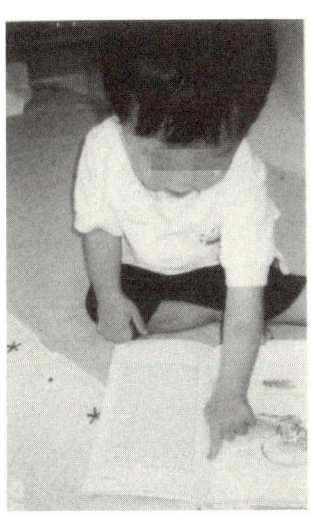

西原式子育てですくすくと育った一歳五ヵ月の子ども。身体の大きさは平均にくらべてやや小ぶりなものの、活発でさまざまなものに興味を示す。言語能力など知性・情操面では、平均よりも早い発達を見せている。

も、母親が疲れて辛いものを食べたときなどに、発疹がおこったりしましたので、よい母乳をだすために、母親の食生活にも気をつけるように指導しました。こうした指示がよい結果を生んだので、医者の父親も私の指導を信頼するようになりました。検診などで小児科の医者にいろいろと育児上の指導を受けても、右から左へ聞き流すように良導しています。

この子供はじつにすくすくと育っていて、一歳半の検診で小児科に行ったときも、医者に向かって「先生こんにちは」ときちんと挨拶したそうです。それを見て相手の小児科医は「やっぱり離乳食がいいんですよ、こんなによく育ったのは離乳食のおかげです。母乳では駄目なんですよ」と胸を張ってお母さんに自慢気に言ったそうです。じっさいにはまだ離乳食は一切食べさせていません。要は、小児科医を適当にあしらって、「離乳食で育てています」と申告しておくことです。

離乳食をはやくするメリットは何ひとつありません。赤ちゃんはまず、おなかがこわれて緑便になり、腹が苦しいからうつぶせ寝になります。うつぶせ寝をすると鼻腔内がうっ血して鼻がつまるので口呼吸になり、緑便が重なると赤ちゃんは低体温になります。体温中枢と睡眠中枢は内臓脳のほぼ同じ位置にあります。低体温になると必ず睡眠がおかしくなります。睡眠がうまくとれなくなると、夜泣きをしたり、ぐずったりして、とても育てにくい子供になってしまいます。

先の医者の子供は子育てのあり方が崩壊してしまった今の日本で、正しい子育てを実践できた貴重な例ですので、その親の医者には日本の子育ての未来のためにも、二歳半までの母乳による子育てのじっさいについて報告書としてまとめて、いずれその小児科医に提出して注意しておきなさい、と指導しておきました。

日本育児法の誤り

日本の医療の誤りの根源の一つに、子育ての育児医学の崩壊の問題があります。その中心に、日本の厚生労働省がだしている母子手帳とそれに基づく子育てのガイドラインの大きな誤りがあります。少なくとも六つの大きな誤りが見つかるので、私はこれを「日本育児の六つの誤り」とよんでいます。この誤りが日本の子育てをすっかりおかしなものにしてしまい、弱い子供たち、駄目な子供たちをつくりだしています。今すぐ日本が改めなければならないことは子育てです。

そもそも、現在の母子手帳の誤りは、昭和五十五年に厚生省が母子健康手帳を完全にスポック博士方式に改訂したことです。このスポック博士式育児法の最大の誤りは、四、五ヵ月から始まる早い離乳食です。

スポック博士式育児では、「人間はほかの哺乳動物とはまったく違い、早い時期からタンパク質を与えないと脳の発達が悪くなる」というとんでもない誤った迷信がまかり通っています。これは完全な間違いです。というのも、五ヵ月の赤ちゃんに必要なのは必須アミノ酸と必須脂肪酸であって、タンパク質ではないからです。

たしかに、必須アミノ酸や必須脂肪酸が不足すると、発達の遅い子供になる恐れがありますが、だからといって、タンパク質は与えてはいけません。なぜなら、五ヵ月の赤ちゃんにタンパク質を与えると、食品アレルギーや食品アナフィラキシーを引き起こしたり、ときに自閉症やてんかん症状を成長後発症したりするからです。もちろん、五ヵ月の赤ちゃんにタンパク質を与えてもすぐに変化が赤ちゃんに現れるわけではありません。しかし、赤ちゃんの身体の中では、どんどん抗体ができています。そして、タンパク質はうまく消化できないので腸の細菌叢が変化して緑便になり、そうした子供はたいてい低体温になってしまいます。また、お腹が苦しいので、寝返りできる頃からうつぶせ寝になります。そうすると鼻が

う っ血して鼻閉になり、口呼吸になってしまいます。こうなれば、手足が冷たくなり、腸がこわれて腸内細菌のバランスが崩れ、乳幼児アトピー皮膚炎が始まります。

緑便が一年も続くような子は、一生涯不健康になってしまってもおかしくはありません。うつぶせ寝のために顔がつぶれ、出っ歯で猫背だけでなく、背骨が側彎し、低体温になりますから、一生涯はつらつとした人生とは無縁な人に育つのです。いいかえれば、三つ子の魂百まで、ならぬ、三つ子の腸は一生涯、で、この頃に腸の状態が壊れてしまうと、何のために生まれてきたのか自問自答しなければならないような人生を送るはめになるのです。

とくに二歳半までに絶対与えてはならない食品は、生のハチミツ、生エビや生のホタテ、カニ、刺身、ピーナツバター、そば、うどんなどです。これらのタンパク質は、ひどい場合は少年・少女期になってアナフィラキシーをおこして、ショックで子供が死んでしまうことさえありえます。もちろん、アトピーの原因にもなります。人間の身体には、進化の過程と照らし合わせて、外胚葉、中胚葉、内胚葉のそれぞれからできてきた臓器がありますが、皮膚と脳と神経はどれも外胚葉でできています。だから、皮膚に何か疾患がおきるときは、発生の由来の同じ脳にも影響が及んでもおかしくありません。

また、私は、たいがいの癲癇は、早すぎる時期から離乳食のタンパク質を与えたために、外胚葉性の器官である脳の神経細胞のミトコンドリアが機能障害に陥って、過労で酸素不足の時に発作が生じるのではないかと考えています。現に癲癇と診断されて抗痙攣剤を服用していた患者たち（三歳、五歳、二十歳の男性、二十五歳の女性）を診察し、この考えに基づいて食物の注意と冷えの防止、骨休めを十分にし酸素不足の防止によって完全に抗痙攣剤なしで正常に復帰することができました。自閉症は同じ症状がもっと軽症の場合の例だと考えています。

前述のいくつかの例でもわかるように、スポック博士式の育児法は百害あって一利なしです。では、なぜそんな育児法が日本でもてはやされたのでしょうか？

『スポック博士の育児書』は一九四六年にアメリカで書かれ、ベストセラーになったもので、日本では当時の東大教授の高津先生によって昭和四十一年（一九六六年）に監訳されました。大学紛争の頃からインテリ層に浸透し、育児のバイブルのような扱いをうけました。しかし一九七〇年代にアメリカで発生した乳児ボツリヌス症事件で二歳半までの赤ちゃんの腸の特性が大人とはまったく異なることが明らかとなり、スポックの育児法は全面的にアメリカで否定され、代わって昔の日本式の二歳半まで母乳中心に切り替わりました。

乳児ボツリヌス症というのは、乳児にハチミツを食べさせると、ハチミツに入っているボツリヌス菌の芽胞が吸収されておこるもので、一歳未満の人工乳の子がこれで死んでアメリカで大問題となりました。この病気の原因解明を通じて、赤ちゃんの腸というのは、細菌の芽胞のような大きな粒子でも吸収してしまうほど未完成だということが明らかになりました。細菌やその芽胞というのは抗原性のあるタンパク質の数百万倍も大きいのですから、当然離乳食に含まれるタンパク質のみならず赤ちゃんの腸内の常在性の細菌までもがすべて血液中に吸収されてしまいます。そこで、当時のアメリカの良識ある小児科医は、タンパク質は赤ちゃんの腸には毒になるから与えてはいけませんと言いだしました。昭和五十五年頃のことです。アメリカでは「生のハチミツは五歳になるまで与えてはいけない」ということになったのです。

間違いだらけのスポック博士方式を導入した日本

しかし、日本はちょうど同じ頃の昭和五十五年に、厚生省では母子手帳にスポック流育児法を徹底的に導入しました。ハチミツについては、アメリカの報告を踏まえて一歳未満は与えてはいけない、としています。しかし、アメリカでは慎重を期して五歳にしています。じっさい、二歳半以前の子の腸には、まだハチミツは危険です。しかし、日本では、一度定説となったことをくつがえすのはたいへん難しく、いまだに綿密な検証もしないまま、危険な指導が続けられています。

じっさい、乳児ボツリヌス症について、赤ちゃんの腸のしくみとあわせて理解している小児科医は日本には皆無です。東大病院時代に、ポリクリの医学生がくると私は「乳児ボツリヌス症について、小児科と免疫学の講義でどう教わっていますか?」と必ず聞いてみました。答えは決まっていて、ボツリヌス菌の性質や食中毒のことや毒素の組成のような枝葉末節の詰めこみばかりで、なぜ乳児にボツリヌス症が発症するのかというしくみを知るために必要な、乳児独特の腸の性質については一切教わっていませんでした。これでは、日本の小児科の医療はとても立ち行かない、と思ったものでした。

さらに、一九九〇年代以降、アメリカを始め世界各国で問題になった子供のうつぶせ寝による死亡も、スポック博士流子育ての間違いの一つです。スポック博士は「仰向け寝で子供がむずかるときはうつぶせにしてよい」と主張していました。日本でのうつぶせ寝の風潮は、戦後すぐ、一九四〇年代後半から五〇年代にかけて、GHQなどの任務で日本にやってきたアメリカ人の家庭で、スポック博士流にうつぶせに寝かされている赤ちゃんを見て、「アメリカのような先進国でやっているのだから、きっといいのだろう」といって取りいれる人がでてきたのが、始まりでした。しかしその後、乳児突然死症候群（SIDS：Sudden Infant Death Syndrome）の原因が、じつはうつぶせ寝であることがわかりました。とくにアメリカでは、実験が繰り返され、一九九二年には、アメリカ小児科学会も大がかりな疫学的研究を踏まえて、うつぶせ寝が乳児突然死症候群と関連していると結論づけました。医学的な研究としては、全身麻酔訓練用の赤ちゃんファントム（精巧な人形）を使った有名な実験が行われて発表され、日本でもJAMA（アメリカ医学会雑誌）に翻訳がでました。この実験では、風のない静かな部屋でうつぶせにした赤ちゃんファントムの左右の肺の中にウサギ二匹を一匹ずつ入れておいたのですが、数時間後にはウサギは両方死んでしまいました。一方、上向き（仰向け）にしておいたファントムでは両方生きていました。つまり、うつぶせにすると、赤ちゃんが窒息してしまうことが確認されたのです。

赤ちゃんを死に至らせるうつぶせ寝

では、うつぶせと仰向けで、どうしてそれほどの違いがでるのでしょうか？　これは、うつぶせで肺がつぶれるということではありません。そうではなくて、赤ちゃんの口の周りの空気層に変化がおきるせいだったのです。風のない静かな部屋でうつぶせ寝をしていると、赤ちゃんが吐いた息が鼻と口の周りにたまってしまい、窒息死をおこすのです。炭酸ガスは重いから蓄積しますから、当たり前のことです。仰向けに寝ていれば、炭酸ガスは重いから高い位置の鼻孔から下方の耳や首にそって流れていきますので、つねに新鮮な空気が呼吸できます。この研究結果が欧米で話題になったのは九〇年代の初頭でしたが、日本ではスポック博士式の育児法のすりこみがひじょうに強いうえに「仰向けに寝かせると絶壁頭になるけど、うつぶせ寝や横向き寝なら西欧人のような顔になり、頭の形もよくなる」という話も加わって、まさにうつぶせ寝最盛期でした。じっさい、うつぶせにすると赤ちゃんが楽そうにする、といって喜んでいる親や小児科医もいました。しかしそうした赤ちゃんは、じつは離乳食が早すぎるために腸に障害がおこっていてお腹が苦しいために、うつぶせ寝ではおなかをかかえて苦しがってうめいていただけのことなのです。これは、離乳食による一種の幼児虐待です。この場合は、離乳食をやめて母乳か乳児用のミルクに替えないかぎり治せません。

うつぶせ寝で死ぬ赤ちゃんの死因は酸素不足です、というと、苦しくなったときに赤ちゃんが泣いたりむずかったりするから親は気がつくはずだ、と一般の人は考えるでしょう。乳児突然死症候群で死ぬ赤ちゃんたちは、泣きもせず、気付いたら死んでいたというケースばかりですから、酸素不足だなんて信じられない、と医師でも考えるようです。しかし、酸素濃度が急激に下がっても徐々に減ってもヒトは簡単に呼吸しながら急速に意識を失って死ぬのです。たとえば、一九九七年のことですが、八甲田山の窪地で自衛隊員が窒息死した事故がありました。このときは、窪地に炭酸ガスがたまっていて酸素不足になり、屈強な自衛隊員たちが五分で命を落としました。酸素濃度が一定の割合を切ると、呼吸しながら急速に意識を失います。じっさいには、呼気の酸素濃度が通常の二一％を下回って一八％になると時間の関数で死に至ります。たとえば、一八％の酸素濃度が三十分続くと酸素濃度一八％の空気を吸いながら、やがて眠るように死んでしまうのです。

同じ現象で、かつて、子供が歯科治療中に死ぬ事故がおきたこともありました。歯科の治療でラバーダムというゴムの覆いを歯にかけて口の中の唾液が歯髄の中に入らないようにして無菌処置をする方法があり、これが子供の歯の治療ではやったことがありました。歯の治療中に子供が泣いていたのですが「歯の治療をいやがっているだけ」と思って、そのまま治療を続けたところ、治療が終わって泣きやんだと思ったら急にぐったりとして、そのまま意識を失ってしまった、という事故でした。いそいで救急車で病院に運んだのですが植物状態は回復せず、数日後に死亡したそうです。このケースではゴムの覆いをかけたせいで、口呼吸習慣の子が口をふさがれ、小さな鼻孔で呼吸を続けたために、酸素不足で呼吸しながら窒息したのです。法医学の専門家から意見を求められ、そうしたことを助言しました。その後、日本の歯科ではこのラバーダムというものをほとんど使わなくなりました。

ちなみに、眠りながら扇風機の風をずっと浴び続けた人が亡くなる事故が時折ありますが、あれもよく似た現象です。扇風機をかけたまま風が顔に当たるようにして眠ると、時にヒトは窒息死することがあります。この場合も、顔の周りに気流がおこり、ベルヌーイの定理で、口と鼻の周りの層の気圧が低くなるから、酸素濃度が低くなって窒息するのです。富士山に登ったりするとだんだん周りの気圧が低くなっても、血中の酸素濃度を感知して呼吸中枢が働いて呼吸を促進しますから問題ないのですが、扇風機の事故の場合は、周りの気圧は変わりませんから、身体が反応せず、同じペースで呼吸をし続け、一八％以下の酸素を吸いながら、まさに眠りながら安らかに死ぬのです。

日本伝統の子育てこそ見直すべき

もともと日本の子育ては、世界でもすぐれた方法でした。これが敗戦後も昭和四十一年までは健全に保たれていました。しかし、前にも述べたように、昭和五十五年以降、厚生省が母子健康手帳に問題だらけのスポック式育児を導入しました。このとき、アメリカが誤った育児法であると気づいて追放したスポック方式を導入して、日本の子育ての伝統を崩壊させてしまったのです。しかし、厚生省を指導した医学者はスポック式育児を導入した「功績」により勲二等を授与されたというのですから、なんとも皮肉な話です。明治時代の陸軍医務官の森鷗外を彷彿とさせます。森鷗外は日露戦争で二万八千名の脚気死と四十万名の脚気病で日本兵を戦えなくしておきながら、その直後に中将相当の軍医総監と医務局長に同時に昇進しました。

現在、力のある小児医学の権威の先生は、「赤ちゃん学会」をつくって、赤ちゃんの脳の発達について研究していますが、その内容は、まだ言葉のでない赤ちゃんが手を動かすと、それがどんなサインか、といった研究をしています。しかし、こんな研究よりも、子育てを正すほうが先決問題です。二つの例を紹介しましょう。

生後まもなく、母乳を飲んでいるだけなのにアトピーになる赤ちゃんがいます。これは母親が妊娠中に冷たいものやアイスクリームを食べたためです。母親が腸を冷やすと、妊婦の血液は抗原性のあるタンパク質や黴菌だらけになり、それで胎児がつくられます。腸を冷やすとパイエル板のM細胞から黴菌が自動的に吸収されてリンパ球に入り、血流に取りこまれます。授乳中の母親が冷たいものを食べると黴菌だらけの母乳になります。あるとき、私の「赤ちゃん相談室」にそういう症例の方がきました。小児科でも皮膚科でもステロイド塗布以外はなすすべがないと言われたのですが、じっさいにはステロイド剤を塗布しても治りませんでした。

母親の体温をはかってみると案の定、三五・五度の低体温で、母親自体にかなりひどいアトピーがありました。つまり、母親のアトピーも赤ちゃんのアトピーも、ともに冷たいもの中毒によって腸の常在菌が白血球を介して血液と皮下組織に細胞内感染し、発症していたのです。母親までこういう状態では、母乳をきれいにするのはたいへんです。そこで、まず母乳をやめさせて、赤ちゃんには乳児用ミルクを適正な温度に温めるように指示しました。適正な温度というのは四二度です。四二度の乳児用ミルクに切り替えたところ、一週間で赤ちゃんの肌はきれいになりました。

赤ちゃんに与えるミルクは、四二度でなければいけません。もしこれが飲んでいるうちに三十六度以下になると、赤ちゃん自身の腸の細菌が血中に吸収されて身体中に蔓延し始め、発赤がおこります。また、前にも述べましたが、二歳未満の子に離乳食を与えてはいけません。抗原性の少ないカボチャやお米も駄目です。皮膚が赤くなったりします。というのも、この時期の赤ちゃんの腸は乳児用ミルクしか受けつけませんから、腸内細菌叢が異常に変化し、その菌が吸収されて皮膚に炎症をおこすのです。もちろん、このような状態になっても、ステロイドを塗布すれば症状だけは抑えられます。しかし、それもしばらくの間のことです。じっさい、五ヵ月から離乳食を与えたせいで発赤・発疹がでているのをステロイド塗布で対処している子供がたくさんいますが、この手の子は一時期症状がおさまってもすぐ再発し、一歳頃に身体中にアトピー性皮膚炎を発症し、しばしば私のところに相談に見えることがあります。市販の離乳食で炎症をおこすのです。私の指示で離乳食を止めさせて、赤ちゃんの身体を温めて四二度の乳児用ミルクに替えると、みな決まってほぼ一週間で玉の肌になります。

正しく育てれば赤ちゃんはいつもご機嫌

腸のしくみを含めて、赤ちゃんの身体の特性をきちんと把握すれば、正しい子育ては難しいことではありませんし、正しい子育てをすれば、小ぶりでピカピカでいつもニコニコしている頭のよい子が育ちます。逆に、前にも述べたように、一歳未満の赤ちゃんの腸はザルのように大きなタンパク質のみならず黴菌までも吸収してしまいます。ですから、離乳食を五ヵ月から与えると、大きな分子のタンパク質など赤ちゃんの身体に吸収されるとよくないものがたくさん入ってしまい、一生涯病身の人になります。私は、「離乳をはやく始めるメリットはまったくありません。低体温でぼんやりしたウドの大木のような子や、小さくて一生涯便秘や下痢で苦しむ人になるだけです。二歳半まで母乳中心で育てましょう」と指導しています。そうすると、赤ちゃんはほとんど病気をしません。

正しい育児をしていれば、赤ちゃんはいつも機嫌よくしています。では正しい育児とはどういうものでしょうか。難しいことではありません。まず、赤ちゃんを冷やさないことが大切です。きちんと温かくしてあげてください。そして、できれば母乳で育てるとよいのですが、母乳の出が悪い人や、母親自身に低体温やはっきりしない感染症があって母乳の質が赤ちゃんにとってよくないと考えられる場合は四二度の赤ちゃん用（新生児用）のミルクで育てましょう。たとえば、母親が口呼吸や歯周病、低体温、アトピーや喘息などの場合、その母乳には腸内細菌が蔓延していますから、赤ちゃんに与えるとアトピーの子になります。ですから、その場合は、赤ちゃんには乳児用ミルクを四二度に温めて与え、母親自身も生活を変えて健康になることが大切です。

また、赤ちゃんの呼吸のしつけも大切です。口呼吸が習慣になってしまわないように、おしゃぶりを与えます。もちろん、ただ与えただけでは駄目で、吸いつかせて吸啜《きゅうてつ》運動をさせる必要があります。おしゃぶりは、四、五歳まで続けないとあまり有効ではありません。また、必ず両肩をつけて上向きで寝る習慣をつけます。両肩がついていれば頭と顔は横向きでもかまいません。おしゃぶりを口にくわえて上向き寝にしていれば口で呼吸できませんから、自然と鼻呼吸の習慣がつきます。あとはゆりかごをよく使ってゆすることと、ハイハイとおんぶとだっこを十分にすることです。そして、早く立たせて早期に歩かせないことと、歩けるようになってもベビーカーを使うことです。じっさい、基本的にはたったこれだけのことを守っていれば、手のかからない子供がすくすくと育ち、病気にもなりません。

鼻呼吸を習慣づけるおしゃぶりは三、四歳まで使う

乳房から母乳を与えていても、おしゃぶりを三、四歳まで使わないと口呼吸になります。じっさい、子育ての誤りから、今の日本の子のほとんどが口呼吸に育ちます。五ヵ月で離乳食を始めると、スプーンで食べる習慣ができますが、丸のみで噛めない子で同時に口呼吸の子をつくります。さらに、コップやストローを使うことでも、ますます口呼吸の習慣がついてしまいます。噛む力は、じつはおしゃぶりを四歳ごろまで使うことで身につくのです。

一方、母乳のみで育てていても、子供がおしゃべりを始めると同時に口呼吸が習慣化してしまうことがよくあります。これは、母乳を止めるのが早いせいです。この逆で、いわゆる原始的な生活を送っていた四十年前のアフリカの部族の子供たちは、鼻呼吸がしっかり身についています。これは、授乳も四、五歳まで行っていたおかげです。母乳を吸い続けているから、子供にはしっかりと鼻呼吸が習慣となるのです。母乳を長い間続けるから、おしゃぶ

りがなくても、鼻呼吸が身についていたのです。

第四章　身体を温めると病気が治るのはなぜか

病気を治し健康に生きるための大切な条件の一つとして、私は長年にわたって、絶対に冷たいものを食べたり飲んだりしないように指導をしてきました。身体を温めることこそ、健康の基本です。最近、漢方医学などを参考にしながら「身体を温めると病気がよくなる」と指導している医者も増えています。しかしそうした主張も、「なぜ身体を温めるとよいのか、なぜ冷たいものを食べてはいけないのか」という指導の理由については、経験的な伝承の智恵で語るものがほとんどです。

じつは、冷たいものを食べたり飲んだり、冷房によって、体調を崩し病気になるしくみは、お年寄りの智恵といったあいまいさに頼らなくとも、きちんと細胞のレベルで科学的に解明されているのです。私は長年の脊椎動物の特徴と細胞の働きの研究とミトコンドリアについての研究から、そのしくみの謎を明かしました。

冷たいものが雑菌を身体中にばらまく

冷たいものを飲んで腸を冷やすと腸のパイエル板から空気の嫌いな腸内細菌が白血球内に入って、これが血中を巡り、身体中の細胞に黴菌をばらまきます。空気の嫌いな腸内細菌とは、たとえば、大腸菌などの常在性腸内細菌です。細胞に大腸菌が入りこむと、ブドウ糖がピルビン酸になるときの解糖系が阻害され、細胞内でエネルギーをつくるミトコンドリアの栄養が横どりされてしまいます。これによってミトコンドリアの細胞呼吸の働きが障害されます。この結果、ミトコンドリアではエネルギー物質のATPが産生できなくなりますし、同時に、細胞はすべての活動がうまくいかなくなりますから、その器官の働きが駄目になります。そうすると、ミトコンドリアのミネラル・糖・アミノ酸・脂質の代謝が駄目になり、その結果、身体全体のレベルで、むくみ、慢性疲労、身体がつねにだるいという症状があらわれます。こうして細胞レベルのエネルギー代謝の不適当がおこることで、私たちの健康は障害されるのです。

また、特殊に分化した器官の細胞の特殊機能はすべてこの細胞小器官のミトコンドリアが担っています。特殊機能とは、その細胞でなければできない物質の分泌や代謝などです。ですから、重要な器官をつくっている細胞のミトコンドリアに機能障害がおこれば、その細胞で成り立つ臓器の働きが駄目になります。たとえば、膵臓のミトコンドリアに機能障害がおこれば、インシュリンができなくなります。それから、脳下垂体で機能障害がおこれば内臓をコントロールするホルモンが産生できなくなりますし、脳細胞におこれば脳内ホルモンつまり神経伝達物質がうまく産生できなくなったりモノアミンの代謝が狂ったりして、それが、深刻な病気へとつながっていきます。

身体を温めると病気が治る本当の理由

しかし、この事実を逆から考えると、一見特殊にみえる病気でも、おおもとの原因は、身体を冷やすといった、エネルギー代謝の問題にあることがわかってきます。となれば、病気はひじょうに単純なことでおこっているわけですから、ひじょうに単純なことで治すことができるということも理解できます。

もちろん、病状があまりにも進んでしまった場合、器官そのものに大きな障害ができてしまった場合には、治すのは難しくなりますし時間もかかります。たとえばガンなどがそうで、ガンの治療は簡単にはいきません。ガンの発生過程を見てみますと、ガン組織は、まずミトコンドリアが駄目になって発生します。ガン組織ではミトコンドリアの機能が変調し解糖系が盛んになっていることは、ワールブルグの時代から知られています。解糖系というのは、嫌気的（酸素なしで）に糖からエネルギーを産出するしくみです。ガン組織というのは、無酸素でも生きられるので、いってみれば生命力が強く、白血球で退治するのもなかなか困難なのです。

こうなると、解糖系の力が高まっているガン組織に対しては、対抗する白血球の力を強めるしかありません。このためにまず最も大事なことは、体温を上げることです。体温が上がると、ヒートショック・プロテインによってミトコンドリアが生きかえるといわれています。ガン患者は決まって低体温です。体温をつくるのもミトコンドリアですから、全身的なミトコンドリアの疲弊の症状が低体温で、これが発ガンを促しています。ですから、低体温から三七度に変えてやるだけで、ミトコンドリアの基本的な力がよみがえります。あとは、ミトコンドリアが活動するために必要なミネラルとビタミン、栄養分を補っていくことで、ガンの治癒が可能となります。

動物の細胞内で呼吸と解糖を行っていることを解明したのはワールブルグという人ですが、この人の時代、つまり二十世紀の前半にはすでに、ガン組織では解糖系が盛んに行われていることがわかっていました。私は今から約四十年前、大学院生の頃にこの事実に着目して以来、ワールブルグの文献を集めて研究を続けてきました。三十年前に、私は当時王子にあった日本化薬の研究所で、酵母を使って抗ガン剤を作用させて酵母のミトコンドリアの変化を観察するという実験をしました。しかし当時はまだこの分野の研究が進んでいなかったために、わからない要素が多すぎて、臨床上の治療に結びつけることができませんでした。しかしその後、一貫してミトコンドリアに注目して研究を続けてきた結果、現在のような私自身の免疫病の治療指針を得るに至りました。

現代生活の冷たいもの中毒が病気を招いている

私はことあるごとに、口呼吸はしてはいけない、腸を冷やしてはいけない、冷たいものを食べたり飲んだりしてはいけない、といってきましたが、その理由は、先に述べたように、口呼吸でも腸が冷えても、ともに、全身の細胞のミトコンドリアの機能障害を引きおこすからです。私たちは、たしかに昔から冷たいものを飲むと得られる、あのさわやかな心地よさを嗜好してきました。しかし、現代に冷たいものを飲んだり食べたりするのが問題なのは、その温度があまりにも低いからです。昔の人も、たとえば山歩きの途中で冷たい沢の水を飲んだり、暑い夏の日に井戸につけておいたスイカを食べたりするのを楽しみにしていました。しかし、あのころの日本人が「冷たくて気もちがいい」と感じていたのは、せいぜい一五度くらいでした。今の、冷蔵庫・冷凍庫万能時代から考えると、じつに生ぬるい温度です。一五度くらいなら少し飲んだり食べたりするのはかまいません。冷えすぎることがないからです。しかし、今の冷蔵庫は、四度か五度の低温に冷やします。

また、日本の家庭のほとんどが冷凍庫を備えていて、冬でもアイスクリームが食べられます。アイスクリームは零度以下ですから、食べると腸をまたたく間に冷やしてしまいます。アイスクリームというのは、当たり前のことですが、凍っています。じつは、凍ったものが溶けるときには、たいへんなエネルギーを必要とします。融解熱とよばれるものです。となると、アイスクリームをどんどん食べていると、胃や腸の熱もどんどん奪われて、ミトコンドリアが障害を受けることになります。最近、夏になると原因不明の高熱（三九度以上）をだす子供が増えていますが、その原因の一つに冷たいものの食べ過ぎが必ずあると、私はみています。腸が冷やされて、腸内細菌が身体中に蔓延して、腸内細菌の感染症により高熱がでていると考えられます。私のところにも、そういう乳児がきます。スイカなどの夏のフルーツでもアトピー性皮膚炎になる子がいます。

冷たいものは身体中、とくに内臓のミトコンドリアの機能を廃絶するといいましたが、これを理解するためには、まず人間が恒温動物であることを思いだしてください。

恒温性の動物、つまりつねに一定の高い体温を維持している生物の体内では、絶えず細胞がつくりかわっています。いわゆる新陳代謝、リモデリングをしているのです。そしてこのリモデリングをするときに、エネルギー代謝を担っているミトコンドリアがフルに働いて、エネルギー物質のATPをつくります。つまり、ミトコンドリアはブドウ糖を解糖してできたピルビン酸をTCAサイクルで燃焼し、呼吸鎖を巡らし電子伝達系で、電子を流して熱とともにエネルギー物質をつくっているのです。しかし大量に熱の必要なときは、脱共役といってATPを作らずに熱だけをミトコンドリアが発生します。赤ちゃんや冬眠する動物の特殊な脂肪（ブラウンファット）で熱が産生されます。だから、赤ちゃんは冷たくして育ててはいけないのです。成育が障害されます。

たとえば爬虫類などの冷血動物と比べてみると、恒温動物がいかにエネルギーを必要としているか、よくわかります。百キログラムのワニと百キログラムのライオンがいるとすると、それぞれを養うのに、どのくらいのエサが必要でしょうか？　じつは、ライオン一頭を養うエサで、ワニは十頭飼えます。つまりそれだけリモデリングするためのエネルギー産生が盛んだということです。大型哺乳動物のヒトの場合、一晩でだいたい一兆個の細胞がつくりかわります。冷血動物は細胞の作りかわり（リモデリング）がその十分の一ということです。その差が、エネルギーで十倍の差を生みだしているのです。

食べものから得られる栄養は、ミトコンドリアの活動に使われますが、ミトコンドリアには温度依存性があって、ヒトでは必ず三七度でないと、活動がうまくいきません。三七度というのは、人間の体内温度です。じっさい、生物学や医学の実験では細胞培養するとき、厳密に三七〜八度にします。もし三六度以下で実験してしまうと、反応がすっかり変わってしまいますから、データとして認められません。三六度以下で実験をしてしまった場合、実験結果としての価値がなくなってしまうのです。

じつはここに、一つの落とし穴があります。三六度以下で実験をしても、業績となるようなデータとして認められませんから、そういう実験をする科学者がほとんどいないのです。だから、人間の体温が下がるとどれほど身体にダメージを与えるか、といったことについては、具体的には何も知られていないも同然なのです。

身体を温めながら同時に口呼吸を鼻呼吸に改める

上記のような理由から、昨今巷間に流行している身体を温めると病気が治る、身体にいい、という通説については、私も部分的に賛成です。しかし、身体を温めるだけでは不十分です。というのも、身体を温めても、口呼吸を直さなければ、病気は治らないからです。口呼吸で扁桃腺からリンパ流・血流に好気性の常在菌が入ってきても、細胞呼吸が障害されて、低体温となるからです。身体を温めたら病気がよくなったという人は、おそらくもともと口呼吸があまりなくて、他の原因で細菌やウィルスに感染していた人ではないかと思われます。

また、ガンの温熱療法といって、体温を三九度から四二度くらいにまで上げてガンを治す、という治療法もはやっています。しかし、ガンの温熱療法については、私は、こんな高温ではなく、三七〜八度にすればもっと効果が上がるのではないかと考えます。というのも、四〇度では少し温度が高すぎて体力を消耗してしまうからです。また、温度を上げるとミトコンドリアの活動が上がりますから、その活動に必要なビタミンやミネラルをサプリメントなどで補ってやることが必要です。食事できちんととれるならそれはそれでかまいませんが、なかなか食事だけで必要なミネラル・ビタミンをとるのは難しい現実があります。そこを補うために、サプリメントは積極的に取りいれたほうがよいのです。

こうした療法を成功させるポイントは、きちんとトータルで取りくんでいくことです。口呼吸を直すこと、体温を上げること、冷たい食べものをとらないこと、しっかりと睡眠をとり、横になる骨休めの時間を病人は九時間〜十時間、健康な人は八時間は確保して身体を重力から解放すること。このうちのどれかが一つでも欠ければ、根本的に体調をよくすることはできません。

冷たいものが身体中のミトコンドリアを障害する

今、文明国では、日常的に冷房と冷たいもので身体を冷やしています。とくにアメリカと日本は、文明とは冷やすことであると誤解しているかのように、夏でも寒いぐらいに冷やしています。そうすると必ず、ミトコンドリアの機能低下がおこります。前にも述べましたが、ミトコンドリアが行っている活動は、電子伝達系というしくみで、糖と脂肪酸の代謝とアミノ酸の代謝など、エネルギーを産生するのに必要不可欠な働きを担っています。私たちの身体には、さまざまな役割を担ったさまざまな臓器・器官・組織があり、数百種類の細胞がありますが、各臓器の細胞に特有のミトコンドリアがあって、それぞれの器官の細胞の特徴的な機能を遂行しています。内分泌系の臓器には内分泌を担うミトコンドリアがあり、内分泌ホルモンをつくっていますし、脳の細胞のミトコンドリアは脳内ホルモンと神経伝達物質をつくっています。そして、腸も脳腸ホルモンとよばれるものをつくっています。この、腸でつくられるホルモンは、神経線維を通じて脳とダイレクトにリンクしています。

このように、各器官の特徴的な働きは、神経でつながれています。ところが、神経とは何かということについては、じつはあまり深く考えた人がいません。神経系の由来と本質を考えると、動物の身体のしくみはもっとよくわかってきます。神経というのは、じつは筋肉のシステムです。「筋肉なくして神経なし」です。たとえば、植物には筋肉がありませんから、したがって神経もありません。しかし、私たちの身体の中では、筋肉のシステムに由来する神経系がネットワークのように、あらゆる臓器と脳をつないで、相互に影響し合っています。

たとえば、ミトコンドリア脳筋症という疾患があります。この間も、大学病院にいっても少しもよくならない、というこの病気の患者が私のところにやってきました。これは、神経と筋肉の細胞内のミトコンドリアが異常をおこし、骨格筋や心臓の筋肉にも支障があらわれ、最終的には中枢神経系、つまり脳（とくに大脳皮質）にダメージが及び、そこから全身の筋肉にさまざまな障害がおこる病気です。難病指定されていて遺伝性ともいわれています。しかし、私は、この病気の患者にも、腸内常在菌の全身的な不顕性の感染による障害がある場合が多いと考えています。たとえば、冷たいもののとりすぎや低体温などで、筋肉の細胞のミトコンドリアに障害がおこった場合、この筋肉を支配している脳神経にも障害が及んで、さらに神経系を通じて、全身に障害が広がっていくわけです。ですから、そうした障害の広がりを食い止めるためにも、まずとにかく冷たいものをやめ、低体温を治していくことが大切です。前述の患者にも、それを指導し、さらに口呼吸をあらためさせて、治癒に導きました。ミトコンドリア脳筋症とよく似ている病気に、脊髄小脳変性症があります。これも、発症のしくみはとても似ていますから、治療法も同じような生活指導になります。これらの病気はすべて重度の脚気と同じ症状です。脚気はビタミンBの完全欠乏によるミトコンドリアの障害です。つまり、いずれの免疫病も、何らかの原因によるミトコンドリアの機能障害がすべての原因なのです。

腸を冷やすことは、とても怖いことです。ミトコンドリアの働きに障害があらわれると、腸の本来の活動である吸収機構がうまくいかなくなり、腸扁桃のパイエル板から抗原性のあるもの、細菌などが吸収され、白血球の中に入って身体中を巡ってしまうのです。細菌だけでなく、その他の抗原性物質が入ってくるのです。

たとえば、ウシのBSE（牛海綿状脳症、いわゆる狂牛病）やヒトのクロイツフェルト・ヤコブ病の原因といわれているプリオンもここから吸収されます。プリオンというのは大きなタンパク質ですから、本来は消化されないと腸の粘膜を通過できません。ところが、クロイツフェルト・ヤコブ病の場合は、それが腸の粘膜を通過して感染しているというのですから、その場合、腸の吸収機構のほうになんらかの問題がおきていることを考えなければいけません。ところが残念なことに、日本の医者、医学者はそういった点に目を向けません。どうしてプリオンが吸収されてしまうのだろう、と考える医者がいないのです。しかし、腸のしくみを知っていれば、パイエル板から入ること、そして、腸が冷やされて吸収機構がおかしくなったときにとくに入るということは、すぐに想定できます。

腸の性質は冷えると本来吸収されないはずの細菌がどんどん吸収されてしまいますが、その入り口になるのはM細胞といわれる腸扁桃にある細胞です。じつは、この事実を教えてくださったのは、『腸は考える』（岩波書店）を書かれた新潟大学名誉教授の藤田恒夫先生です。それまで私は、細菌や異種タンパク質などは、遺伝子の誤作動で吸収されてしまうのではないかと考えていましたので研究室を訪ねた折にそのことを伺いますと、藤田先生が「腸扁桃のM細胞から入るんです。これは日本人が大正時代に発見して、ドイツの学者がそれを電子顕微鏡で観察して再評価したのです」と先生の出版された『細胞紳士録』の中の図を示して「ここからプリオンも吸収されます」と教えてくださいました。

痴呆をおこす冷たいもの中毒

昔から、子供には「おなかが冷えるから冷たいものを食べ過ぎてはいけません」とよくいったものですが、それは大人も同じです。昔、子供によくあった自家中毒というのは、子供の腸内の細菌が冷たいものを食べたり飲んだりしておこった病気です。今は、離乳食をはやくから始めるために赤ちゃんが慢性の低体温で、慢性の自家中毒状態に陥っています。おなかが冷えて、腸のパイエル板から細菌やウィルス、特殊なタンパク質などの抗原や微生物が素通りで血液に流入しています。すると、血液やリンパ流のシステムである脈管系を通って身体中を巡り、細菌やウィルスによっては心臓や脳に巣くう場合があるのです。とくに、脳に巣くうと脳細胞のミトコンドリアが廃絶し、その脳細胞が司っている神経系から、身体の末端へとダメージが広がります。

冷たいものの食べ過ぎ・飲み過ぎが脳にまで悪影響を及ぼした典型的な例で、八十五歳のおばあさんの患者がいました。この人は、子供の頃からサイダーが大好きで、毎日のようによく冷えたのを飲んできました。子供の頃からつねに下痢ばかりしていたのですが、便通とはそういうものだと思っていたそうです。しかし、さすがに年をとって、体力の消耗も激しくなってきたので、この下痢を治そうと思ったらしいのですが、どんな医師のところにいっても、治りません。それで私のところへやってきました。「口呼吸をやめて、冷たいものをやめてください。サイダーも飲まないように」と指導すると、次の診察のとき、「はじめて固形の便が出て、下痢じゃない便というのがあることを知った」といわれて、思わず私も笑ってしまいました。

ところが、夏になって事件がおこりました。夏になって、「八十五歳のおばあちゃんの好物だから」といつものように親戚やら知り合いやらが、お中元にサイダーをたくさん送ってきました。もともと好きなものですからつい手が伸びて、このおばあさんはよく冷えたのを数本飲んでしまいました。すると、飲んでしばらくして、三時間ぐらい完全に痴呆状態に陥ってしまったのです。電話機と間違えてテレビのリモコンを押して電話しようとしたりして、家族もびっくりしてすぐに私のところに連絡がきました。それでとにかく身体を温めるように指示しました。具体的には、お湯（四二度）を飲ませ、さらに湯たんぽをおなかと背中側から当ててもらいました。とくに、副腎のあたりを温めて、人工太陽光線（光健燈）の照射をしました。すると間もなく元通りに正気に戻りました。

この例でもわかるとおり、脳は端末器官とたしかにつながっていて、お互いが連動してはじめて機能できるのです。唯脳論のように脳が独立して存在しているわけではありませんし、脳が端末器官に対して絶対的な優位性をもっているわけでもありません。脳科学者の多くはそう考えているようですが、大きな間違いです。脳は筋肉のためのシステムです。内臓脳（古皮質・旧皮質＝大脳辺縁系）が腸管の平滑筋とともに働き、体壁脳すなわち大脳新皮質が感覚系、運動系とともに体壁系の錐体路系に支配される筋肉とともに働いているのです。

脳と腸が相互に作用し合っていることを示す例は他にもあります。たとえば、キノホルムという薬があります。この薬は腸の薬ですが、スモンの薬害事件を引きおこした原因として日本では使用が禁止されています。ところが、一九九〇年代の終わりから、アメリカの神経科学会をはじめとするいくつかの学会で、キノホルムがアルツハイマー型を含めた痴呆症の治療に有効であるという報告がでて、大きな反響をよびました。欧米では臨床治験も行われています。この事実は、腸に働く薬によって、脳の障害が治る、つまり腸と脳が関連し合っていることを示しています。

じっさいに、脳と腸は本当に一体となって働いています。そのしくみが、進化の過程でどのように形成され、どのように働いているかについては、私は『内臓が生み出す心』という著書にまとめたことがあります。そこでも詳しく書いていますが、腸の平滑筋肉運動は、内臓脳に指令をだしています。脳が指令しているばかりでなくて、腸からでる指令も沢山あるのです。つまり、心は脳にあるのではなくて、内臓腸管系が生みだしているのです。腸の動きが、生命の生きる意欲の心をつくりだしているのです。つまり五欲（財・名・色・食・睡）の源は腸管の蠕動運動（腸のうごめき）にあり、脳はそのうごめきを外界に示す窓口にすぎません。脳は外界と命の本体の心の宿る腸の窓口の電極（トランジスター）にすぎません。この脳と腸をつくる神経細胞と腸管の内臓平滑筋と腸粘膜上皮細胞は、さまざまな細胞のなかでもミトコンドリアが最も活発に働いている細胞です。そして、このミトコンドリアは、繰り返すように、働くときに熱が発生し、熱だけをつくることもできる装置ですが、寒冷刺激にたいへん弱いのです。だからこそ、冷たいものを飲んだり食べたりして腸を冷やしてはいけないのです。

おなかを温めると病気はよくなる

「冷たいものが大好きだけれども、とくに大きな不調はない」という人も、たしかにいます。しかしそれは、冷たいものへの感受性には個人差があるために、たまたまその人は今のところ平気なだけで、身体は確実にダメージを受け始めています。たとえば先ほどのおばあさんも、長年サイダーを飲んでいましたが、慢性的な下痢以外はとくに大きな疾患もなく八十五歳まで生きてきました。

しかし一方で、たとえば毎日摂氏四度のビール大瓶を二本ずつ飲んでいたために、進行性筋萎縮性側索硬化症になる人もいます。この患者は六〇歳代前半の男性で、広島の呉国立病院で余命三ヵ月と診断されたのですが、本人には知らされず、医師の宣告を聞いた息子さんが何か方策はないかと私のところに連れてきました。息子さんが「なんとか助けたいのです」というので、「とにかく、冷たい酒はもってのほかです。口呼吸を鼻呼吸に改めて、骨休めを十分にしておなかを温めてください。そうすれば、あと十〜十五年は大丈夫です」と伝えました。しかし、当の本人は自分の余命を知りませんからのんきなもので、「向こうの医者はビール二本くらいはいいと言っていたので、今も毎日飲んでいます」と平然としています。私は「冷たいビール（四度）がやめられないのなら、この病気は回復しませんから病気の治癒と寿命はあきらめてください」と伝えました。すると、さすがにことの重大さに気づいたようで、私の指導通りに冷たいビールをやめ、身体を温める生活をはじめました。すると、初診から六ヵ月後、息子さんから連絡がありました。「呉国立病院の医師が首を傾げています。完全に進行が止まりました。ありがとうございました」と。つまり、腸を冷やせばすぐに病気になるし、また、逆に、冷やさないようにすれば病気の進行は止まりやがて少しずつ治癒方向に向かうのです。

冷たいものへの感受性に個人差があるといっても、それはあくまで個人差であり、人種による差ではありません。たとえばモンゴロイドは南から北まで幅広く分布していますが、どんどん北へ進んでシベリアに到達したモンゴロイドは、身体の外側は脂肪が増えたりして寒冷適応しています。しかし、身体の内部は暑いところにいようが寒いところに暮らそうが、三七度で一定ですから、影響を受けることはありません。黒人種だろうが白人種だろうが、ヒトである限りは、腸管の恒温性は同じです。

ところが、身体に悪い冷たいものに、自分から進んで適応してしまう人もいます。私はそういうケースを冷たいもの中毒とよんでいるのですが、こういう人は慢性的に低体温になっていて、冷血動物と同じように温かい食べもの、温かい環境をいやがるようになります。同時に本当に冷血漢になります。低体温の子供はとくに顕著です。お風呂などをひじょうにいやがり、つねに身体を冷やしたがります。まるで、サメをお湯に入れたような感じで怒りだし、暴れだします。もし自分の子供にそういう傾向があったら、とくに気をつけなければいけません。

病気の原因をさぐるには雑菌の感染源をつきとめよ

口呼吸を鼻呼吸にし、冷たいものをやめ、身体の中にはびこった細菌をきれいにしていくと、体調はよくなっていきます。たいていは、呼吸を正し、身体を温めればよいのですが、たまにそれ以外に雑菌の感染巣が存在する場合があります。その場合は、その感染巣をつきとめ、感染の原因を断つ必要があります。数ヵ月前のことですが、掌蹠膿疱症（しょうせきのうほうしょう）と副腎腫瘍という病気で手と足にブツブツとできものができていて、もう十年も治らないで困っている、という女性の患者がいました。歯周病を治し、人工歯根療法をして、さらに鼻呼吸を身につけるための鼻呼吸体操をし、身体を温めてもらったのですが、それでもなかなかよくなりません。それで、「あと考えられる感染巣は女性の場合は生殖器です。洗浄器を使って膣洗浄をしてみてください」と指導をしました。しかし、洗浄器に抵抗があってなかなか使わなかったらしく、いっこうに治りません。それでも、とにかくあとは生殖系の感染だからとにかく使いなさい、と再三指導し、一月ほど前にやっと使い始めました。すると予想通り、手足のブツブツはすっかり治ってしまいました。この患者の手足にできものをつくっている細菌は、やはり膣内の常在性の雑菌だったのです。結局、治らなかった十年間は、どんな医者も気づかなかった膣の常在菌が不顕性（はっきりしない）の感染をおこしていたのです。副腎の障害も同じ膣の細菌感染によると考えられます。

女性の患者で、生殖器官の感染が病気の原因になっている人は時折います。最近、原因不明の体調不良を訴える四十歳代の女性の患者がきました。口呼吸による喉の炎症も治療し、歯周病や口の中の感染巣をすべて治しましたが、どうも体調がすっきりしないというのです。このような場合は、あとは考えられるのは生殖系器官しかありません。それを患者に伝えますと、「そういえば調子が悪くなったのは、数年前にＩＵＤ（子宮内装具）というプラスチック製の避妊具を装着してからです」といいます。それを聞いて私は、「婦人科に行ってすぐに、それをはずしてきてください」と指示しました。とってもらうと、もちろんすぐに体調はよくなりました。

余談になりますが、この患者がＩＵＤをとってもらうときに、東京医科歯科大学付属病院の婦人科でひどいめにあった、と怒っていました。なんでも最初に「この処置は、普通は保険ではできませんが、特別に保険でしましょう。ただし入院することになります」といわれたそうです。ＩＵＤは、プラスチックを子宮内に装着するだけのものですから普通は外来に行っても三分でとれるものです。それを入院して手術室で内視鏡まで用意して三、四人がかりでするというので、この患者もたいへん驚いたそうです。じっさい、処置が始まるとすぐ「ＩＵＤはもうとれました」と医者にいわれたので、もう終わるんだ、と思ったら、それから一時間以上も生殖器内を内視鏡で観察されてしまったそうです。そのことが、患者本人にも、手術台で固定されて布で覆われている下からわかったそうです。観察しながら、側腹部を強く圧迫して「これが単核球だよ」と主治医が研修医に教えていたというのです。

この患者は憤りを覚え、術後に御主人とともに医師に問いただすと「そんなことはしていません。第一単核球（白血球の一種）という言葉すら知りません」というので御主人が「医者が白血球の単核球を知らないなどあり得ないでしょう」というと、そのことは認めたそうですが、実験したことだけは最後まで認めませんでした。もちろん、患者は怒って「訴えたい」といって医師に詰め寄りましたが駄目でした。かかりつけの産婦人科の医師に相談したりしたそうですが、「たしかに不必要なことをされているけれど、医者が必要と言えばそれまでです。私が証言したところで、一介の開業医の意見など日本の裁判官は相手にしません。それより、体調がよくなったのだから、いいじゃないですか。あきらめなさい」といわれてしまったそうです。患者を実験対象としてしか見ていない大学病院の体質が如実に表れているエピソードでした。

第五章　口呼吸が万病を招いている

人間は進化した哺乳動物ですが、進化したために、人体だけにしかない構造欠陥を背負ってしまいました。それが口呼吸です。口で呼吸できるのは、哺乳動物では人類だけです。六百万年くらい前からしゃべることを始めたことによって、気管と鼻腔のつながりが離れるようになってしまったのです。ほかの哺乳動物はみな、気管と鼻腔が常時つながっています。人類も一歳までは立体的にここがつながっています。だからお乳を吸いながら息ができるのです。しかし、五ヵ月からスプーンで離乳食を与えると、食べものを丸のみすることを覚えます。このときに、気管と鼻腔の間が閉ざされるようになり、口で息ができるようになってしまいます。ですから、離乳食は乳児の体にも腸にも悪いだけでなく、口呼吸を助長するという意味でもたいへん悪影響があります。

スポーツはじつは身体によくない

今、健康増進のためにスポーツが盛んに奨励されています。しかし、スポーツは日本では必ず口呼吸を招くので、私は決してすすめません。そもそも、現在のスポーツ信仰は、三十年ほど前アメリカで、アメリカ国民の肥満が大きな問題となり、大統領の指示で諮問機関が組織された結果としてスポーツが奨励された、といういきさつから生まれたものです。ですから極端な肥満でもない人は、スポーツをする必要はありません。しかし、現在ではスポーツも一大産業になっていますから、反対を唱える声はすぐに消されてしまいます。じっさい、かつて東京大学の理学部に加藤邦彦さんという助手がいて、老化と活性酸素の研究をした結果『スポーツは身体に悪い』という本を書いたのですが、逆効果になりました。子供のうちからやればいい、という話にすりかわってしまったのです。それまで子供の過激なスポーツを抑える動きが整形外科医を中心としてありましたが、それすら消されてしまって、今では幼児までがサッカーをしています。私の患者に小学五年生で新体操を始めた結果、二十歳で座っているのもつらいという状態になってしまった女性患者が来たことがありました。

スポーツはやっぱり身体に悪いのです。なぜ悪いのかというと、自律神経の交感神経を過度に緊張させてしまうからです。自律神経は交感神経と副交感神経が織りなす神経システムで、本来動物の呼吸は、副交感神経が司っています。進化の過程からみると、口を中心とした顔の筋肉は、舌もふくめてすべて呼吸内臓筋肉に由来しています。副交感神経はこの呼吸と消化の内臓筋肉とともに発達してきました。

ところが、動物が上陸を果たし、進化してこの顔の筋肉が大脳新皮質の錐体路系で支配されるようになると同時に交感神経が発生するのです。そして激しく運動したときの口呼吸や口を使って話すという、動物のなかでも人類だけしかできない特徴的な動作は交換神経とリンクしていて、他の動物にはないシステムです。ですからスポーツをしたり、おしゃべりをしすぎたりすると、容易に交感神経過緊張を引きおこします。

逆に、副交感神経を刺激しながら体を動かすようなゆるやかな呼吸運動法は、身体にたいへんいい影響を与えます。たとえば、太極拳、ゆっくり歩く散歩、あとは深い呼吸をしながらゆったりした鼻呼吸体操を行うなどがそうです。このときも、呼吸は必ず鼻で横隔膜と肺いっぱいに吸ってください。東洋系のヨガも悪くはありませんが、呼吸法に気をつけてください。本当に意味のある横隔膜呼吸とは、肺にいっぱい酸素を吸いこむつもりで、腰を立てて背筋を伸ばし胸を広げ、横隔膜をつり上げ肩が上がるような形です。当然吸うときに腹がへこみます。

ヒトの身体は強い重力の影響にさらされている

次に、構造欠陥ではありませんが、人類には他の動物にはない問題となる行動様式があります。それは直立二足歩行です。この行動様式のために、私たちの身体は骨休め不足になって、それによって骨髄造血が障害されます。それで寿命が縮まるのです。そのしくみを少し説明します。

私たちはあまり意識することがありませんが、重力、つまりこの地球の引力が、その上で暮らす生物すべてに、日常的に大きな影響を与えています。とくに人間は直立歩行を身につけたおかげで、他の生物よりも重力の影響を受けるようになりました。位置のエネルギーで考えれば、横になっているときはせいぜい十〜二十センチの位置のエネルギーしかありません。それが、立ち上がると、成人なら重さ約五キロの頭を二メートル近くもち上げるのですから、かなりエネルギーがかかります。同時に、体重六十キロくらいの人なら約四十キロの胴体を一メートル以上もち上げるのですから、これは大きなエネルギーになります。このエネルギーがかかる状態が長く続くと、それを支える筋肉と骨にたいへんな疲労がおこって、骨髄造血が止まってしまうのです。

さらに、重力は、私たちの身体の中を巡る体液にも影響を与えます。私たちの身体のしくみは、体の中で一つ一つのすべての細胞が生きていくためにメディウムを必要としています。メディウムとは「媒体」という意味ですが、人体の場合は体液をさします。具体的にいうと、血液とリンパ液、組織液が、人体における代表的なメディウムです。多細胞生物の場合、たくさんの細胞が集まって、一つの生命体となっているわけですから、多くの細胞は外界と接しているわけではありません。それで、メディウムを細胞にくまなく巡らせて、栄養やエネルギーを運ぶ必要があるのです。

メディウムがうまく動いていないと、多細胞生物は生きていけません。メディウムを動かすために、心臓ポンプの圧力が必要ですが、この血圧は、生物によって違います。たとえば、水中動物の場合は血圧がだいたい十五ミリHgで十分ですから、血液はひじょうにゆるやかな圧力で巡っています。水に浮力があり浮力で重力作用が相殺されていて水中では六分の一G（地球の引力=重力が一G）になっています。ところが、陸上動物になると、陸に上がっただけで重力作用が六倍になります。そのままの血圧だと、血液が全部地面側に集中したままになって、動けなくなります。たとえば、サメが陸に上がってじっとしているとやがて死に至るのは、そのせいです。水を求めてのたうち回ると血圧が上がってサメは一時間は生きられるようになるのです。

じっさい、進化の過程で水中動物（サメ）が陸上に上がったとき、苦しまぎれにのたうち回ることで血圧が上がり生きてゆくことができるようになるのです。こうして陸上動物は血圧が高くなったものだけが生き残って進化を達成することができたのです。これが脊椎動物の進化の第二革命の上陸劇です。生物の上陸にともなって、その身体には劇的な十二の変化が発生しました。それは、一・骨髄造血の発生　二・硬骨の発生　三・心臓脈管系の冠動脈の発生　四・鰓から肺への変容　五・赤血球・白血球の分化　六・リンパシステムの発生　七・大脳新皮質の錐体路運動神経の発生　八・毛細血管の発生　九・交感神経の発生　一〇・恒温性の発生　一一・主要組織適合抗原の発生　一二・楯鱗（皮歯）の獣毛への変化です。

水中から陸上への生物の進化が免疫系を進化させた

これらの変化は、重力作用が六倍になり、酸素の濃度が三十倍になり、生活媒体が比熱一の水から零に近い空気へと変わり、比重の面でも一から八百分の一へと変わったことで、もたらされました。ネコザメが陸に上がって哺乳動物型の爬虫類が発生したのですが、この発生の過程で血圧の上昇に続いて赤血球と白血球の分化がおこり、リンパ液も巡るようになりました。リンパ液というのは、白血球以外は通れないメディウムです。リンパ管が発生するのは、赤血球から核とミトコンドリアがぬけてゴーストだけの赤血球が完成してからです。赤血球の脱核はおそらく、細胞呼吸の激増によって酸素の過飽和の有核赤血球から核が排除されたということでしょう。白血球は自分で動くもので、血管からすっと細身になって血管上皮細胞の隙間から出て、体液の中を泳ぎます。その体液だけで脈管がつくられ、それがリンパの流れとなりました。

このリンパの流れは、高等動物だけにしかないもので、このシステムがとくに発達しているのは腸管です。白血球は脂肪を抱えて腸からリンパ流を流れていきます。このシステムは哺乳動物などの高等動物特有のしくみで、原始脊椎動物にはありません。たとえば、サメにはこのリンパ流がないので、脂肪は直接全部門脈に入り肝臓に集まり肝油となります。しかし、私たちの身体においては、脂肪はすべて腸の繊毛の乳糜《にゅうび》管からリンパ流を流れ、胸管を経て静脈に入ります。血液とは別の経路で、白血球となる腸の未分化間葉細胞が脂肪酸を抱えるとこれがリンパ球へと分化し脂肪酸とともにリンパ流に入ります。これがじつは私たちの身体にとっては、とても大事なことなのです。脂肪の代謝は細胞呼吸のミトコンドリアで行われ脱共役すると熱が発生します。これが体温です。リンパ系が完成しリンパ流が脂肪酸の吸収系として完成するときに、白血球の組織免疫能が発生します。これが厳密に温度依存性があるのです。冬眠する哺乳動物には、ブラウンファットがあり、内臓脳神経の支配を受けて一冬の細胞呼吸と体温の発熱をまかないます。

ところで、私たちの身体の中で、白血球はどのようにしてつくられるのでしょうか。じつは、腸管の上皮下にはたくさんの未分化間葉細胞があります。これは、いろいろな特殊細胞になる可能性を秘めた、基本的な幹細胞です。これがある物質を抱えると白血球になり、酸素に触れると赤血球になります。これが、腸管で行われている造血の基本的なしくみです。高等動物になると、造血機能のほとんどは、骨髄に移ってしまいます。しかし、腸管での消化活動の結果として、割合は少ないのですが、造血が行われています。つまり、腸管で獲得された栄養を未分化間葉細胞が抱え、その抱えるものの種類によって白血球になり、赤血球になります。そして、栄養とともに、血液やリンパ液にのって、身体中を巡ります。

メディウムの巡りが悪くなると病気がおこる

このように、血液やリンパ液などのメディウムは、身体全体のおびただしい数の細胞を生かすのに欠かせないものです。ですからこの循環が途絶えると、問題がおこります。メディウムの循環が途絶える原因は何種類かあります。ひとつは、血圧が低すぎる場合です。また、寄生虫による障害もあります。たとえば、フィラリアという寄生虫はリンパ管をつまらせるので、リンパ液が貯留して象の皮膚のように肥大してしまいます。俗に象皮病といわれている病気の原因が、この寄生虫です。

また、急激に重力が加わるような場合も、メディウムの循環に障害がおこります。たとえば超音速ジェット機でマッハ五ぐらいで上昇しますと五〜六G（一Gは地球の引力）の重力が強くかかります。すると、身体の上部、すなわち頭から血液が下の方に集まってしまって、失神することがあります。これらの事実から逆に考えると、メディウムをゆったりと身体中に巡らせることは、健康の秘訣になります。たとえば、温泉療法などは、身体を温めるうえに、血圧を上げることなく血液をゆっくりと楽々と身体中に巡らせるから、身体によいのです。温泉やお風呂にゆったりつかることは、メディウムを十分に巡らせるのにとてもよいことです。

重力という観点では、地球の引力以外に月の引力も私たちの身体に影響を与えています。たとえば、脊椎動物の大半は月の引力によって生殖器系がコントロールされています。ヒトの場合も女性の月経などが月の周期によっています。脊椎動物のみならず、ウニなどの原始動物、腔腸動物などは、満月の夜に産卵します。魚も月の周期と同調して生殖活動を行うものがたくさんいます。

どうして月のサイクルが生殖系のサイクルに同調しているのか、その理由ははっきりとはわかっていません。しかし、月の引力の影響が小さいものではないことを、この事実は物語っています。そもそも、太陽と月と地球はたがいに引力を及ぼしあう関係にあります。ですから、地球の上に暮らす生物に、それらの重力エネルギーが影響しないはずはないのも、当然だと考えられます。

口呼吸が病気をつくる

呼吸には、外呼吸と内呼吸があります。呼吸の本態は細胞内におけるエネルギー代謝で、これを内呼吸といいます。肺で血液のガス交換が行われますが、これが外呼吸です。この両者の間をとりもつのが血液とリンパ液であり、血管とリンパ管の心臓脈管循環系を巡ります。内呼吸、外呼吸、心臓循環系の三つのうちどれか一つでも駄目になれば、生命はおしまいです。「生命とは、エネルギーの渦が巡るとともにおこる生命体のパーツまたは個体丸ごとのリモデリング（新旧の交替＝新陳代謝）によってエイジング（老化）を克服するシステム」ですから、エネルギーの渦が止まるとこのシステムも止まって、生命は終わるのです。また、この渦が巡りにくくなるのが難病や免疫病です。

外呼吸には息の音が伴います。息の音を支える肺をじっさいに動かす装置が心筋と舌筋、咀嚼筋、顔面表情筋、嚥下筋、耳小骨の筋肉群と横隔膜筋肉です。これらは太古の原始系の鰓腺（心臓と同じ筋肉の造血巣）から分化し発展した筋肉群です。ヒトでこれらの筋肉がすべて連動して動くのは、咳、あくび、くしゃみ、痙攣のしゃっくりと臨終の鼻翼呼吸と笑いと悲嘆のほか会話時、詩歌をうたうときだけです。ヒトでは外呼吸筋肉の大半が咀嚼という別の働きを担う器官に流用されていますから、ともすると外呼吸が不健康になりがちです。哺乳動物は呼吸しながら吸啜したり食べたり、咀嚼しながら呼吸することを特徴とする動物です。息の音が止まっても、心臓の動きが止まっても、生命はおしまいです。細胞の内呼吸は細胞小器官のミトコンドリアで行われますが、この働きが止まっても、生命は終わりになります。この細胞呼吸のミトコンドリアの働きが悪くなると、難病といわれる免疫病になります。

口呼吸できるのは進化の頂点に達したヒトだけ

ヒトの外呼吸には、人体だけにあって他の哺乳動物にはありえない身体の欠陥がありま す。それは、口で呼吸ができることです。この構造的な欠陥のために、ヒトには哺乳動物にはおこりえない人類特有の難病、免疫病が発生します。

他の哺乳動物の場合、後鼻孔と気管が連続していて、生命活動のなかでもっとも重要である呼吸がどんなときでも保証されています。しかし、ヒトは約六百万年前に話すことを始め、その結果として「口呼吸が可能になる」という構造的欠陥が生じました。おしゃべりをする舌が口呼吸を可能にしたのです。進化は単純な力学対応でおこるもので、ある部分を長期に一定に使っていると、それに適した形に変化します。これは、「機能適応形態のウォルフの法則」で、ラマルクの用不用の法則と同じものです。この法則にしたがって、ヒトの場合は話すことを始めたことにより、鼻咽腔と咽頭と気管が縮んで連続性が断たれ、口で呼吸ができるようになったのです。

口呼吸をすると、鼻と喉をぐるりと囲む五種類のワイダルエル扁桃リンパ輪のリンパ濾胞のM細胞から、とめどなく雑菌が白血球に取りこまれ、濾胞内でできるIgA（免疫タンパク質A）の分泌先の唾液と鼻水と涙が口呼吸で涸れると、行き場を失ってしまいます。IgAはリンパ液を経て血中に入り、腎臓の糸球体に達して、これを壊します。すると、IgA腎症（ネフローゼ）を発症します。

口で呼吸するうえに、浅い呼吸でつねに冷たい飲食物で腸を冷やすと、ただちに循環系を障害します。その結果、身体中の細胞内の細胞呼吸、ミトコンドリアの働きもくたばります。これが世界中で原因不明とされている難病・免疫病の本態です。高等な哺乳動物のヒトは六十兆個の同じ遺伝形質をもつ細胞でできていますが、個々の細胞はもともと一粒の細胞で生きている原生動物とまったく同じシステムで生きていて、なお六十兆個が共同して一体となって一粒の原生動物のごとくに生きているため、外呼吸が直接内呼吸に影響するのです。

ここで、外呼吸が循環系をどのように障害し、さらにそれがいかにして外呼吸の肺や大腸や脳や膵臓から生殖器に至るまでを荒廃させるかについて、実例を示して述べましょう。

今日では、皮膚からごく少量の血液を採って拡大してみるだけで、患者の血液の状態を三千倍の大きさで観察することが可能です。頭位眩暈《げんうん》症（めまい）で受診した五十歳代の男性患者（医師）の場合、既往歴に心筋症、潰瘍性大腸炎、ジンマシン、不眠、慢性疲労、筋肉痛などがありました。ひどい口呼吸と冷たいもの中毒と骨休め不足による低体温で、体温を測ると三五・五度しかありませんでした。そこで、ノーズリフトの使用と呼吸体操によって口呼吸から鼻呼吸へ矯正し、身体を温めると、めまいの症状や腸の症状、ジンマシンも治まり、体温は平熱に戻りました。

しかし、デパートで長時間買い物をした程度で下痢や心肺の不調がおこるので、血液を観察しました。すると、血球は凝集し、まとまって重層していて、完全な酸欠状態でした。口呼吸の名ごりで喉に炎症が残っているのです。そこでさらに身体を温め、人工太陽光線（光健燈）を照射し、鼻呼吸体操をさせて血液を再検査したのですが、ほとんど変化がみられませんでした。これは、長年の冷たいもの中毒と口呼吸と骨休め不足による過剰な重力作用で心臓の筋肉と肺胞の上皮と間質細胞が腸の常在菌にすっかり汚染されていて、数ヵ月間の鼻呼吸トレーニングと保温でも心肺の細胞内感染症が治っていないことを意味しています。つまり、呼吸体操をして肺で酸素を吸収しても、肺胞の細胞に感染している好気性菌が全部酸素と栄養のピルビン酸を横どりしてしまうので、赤血球に酸素がわたらないのです。心臓も同様に細胞内感染していますから、重いものを持ったり長時間歩いたりすると、心臓が酸欠をおこしてけいれんしてしまいます。

そこで、この患者には一〇〇%の酸素を吸入を行い、外呼吸を賦活するために二十万倍に希釈したアドレナリンを二㎖粘膜下に注入し、同時に広範囲の抗生物質を点滴投与しました。するとにわかに元気を回復しました。二十年間、体調不良で空腹感がなかったのが、空腹感を自覚するとともに、昔のように力がみなぎってきたそうです。

この患者は、かつて体力に自信のあるスポーツマンタイプでした。この症例は、こうしたタイプの人が「超多忙」「口呼吸」「冷たいもの中毒」で陥る慢性疲労症状の典型です。酸素吸入とアドレナリン注入後に血液を再検査しますと、血液内の酸欠状態がみごとに解消していました。一ヵ月後には血液の酸欠状態は完全に回復しました。

正しい呼吸は鼻呼吸で、腰を伸ばして姿勢を正し、バンザイをして唇と尿道と肛門をぴたりと閉鎖し、上下の歯を一ミリ開けて、横隔膜を頭側につりあげ、同時に胸一杯に肺を拡大します。こうすると、吸気のときに腹がへこみ、肺が最大限拡大します。呼気のときには、横隔膜をゆるめて重力にしたがって下ろすだけです。こうすると腹腔ポンプが働いて酸素不足になりがちな腸の門脈に酸素を十分に含んだ血液が行き渡ります。これが鼻呼吸体操で、この体操をすると、身体の隅々まで血液が巡り、循環系をただすことができます。

七十歳代のある男性患者はある企業の元役員で、今は画家として活躍している方ですが、この人は三十歳代のころアフリカでクローン病を経験し、小腸を摘出しました。私が「クローン病の原因は、口呼吸と冷たいもの中毒です」といいますと、その通りだったといいます。私のところを受診したのは、フランスへ風景画を制作に行くたびに、寒いときに坂を上がると心臓発作におそわれるためでした。しばしば心臓と肺が苦しくなるので、心臓神経症か過呼吸症だろうということで慶応病院や榊原記念病院を受診していたのですが、検査をしても心臓ではないようだが原因がわからない、といわれ、次に虎ノ門病院の無呼吸症外来を受診し、マウスピースをつくってもらっていたのです。それでも症状がでるので、困り果てて私のところにやってきました。問診しますと、今まで、医師の指示で毎日冷水をたくさん飲用し、一万歩歩くのを日課にしていました。もちろん口呼吸で歩いていましたし、歩いているうちにしばしばふくらはぎが痙攣《けいれん》して痛むそうです。

私が血液を観察しますと、たいへんな酸素不足の状態でした。そこでただちに一〇〇％酸素と人工太陽光線（光健燈）の照射、温熱照射を行ったのち、寝ながら鼻呼吸体操をしたところ、血液はみごとに酸欠から回復しましたが、血液内には細菌が観察されました。

この患者の場合、心臓と肺の細胞が喉の扁桃からリンパを介して血液に入る好気性の腸内細菌に感染し、さらに腸の冷やしすぎによって腸内の嫌気性菌が血流によって感染して、不顕性の心筋症および間質性の肺炎が同時におこっていたのです。こうしたことは、CTやNMRなど一切なしで、ただ光学顕微鏡を使って血液を観察すればわかることです。さらに、血液培養をすれば、一週間でどんな雑菌（腸内細菌）が血液内に共生しているのかが明らかになります。当然抗生物質の投与も有効です。

また、六十二歳の女性患者（写真左）は、重度の間質性肺炎で、三十年間大学病院で治療を受けていましたが、病状は悪くなる一方でした。夜間、身体中の痛みで眠れないこともあ

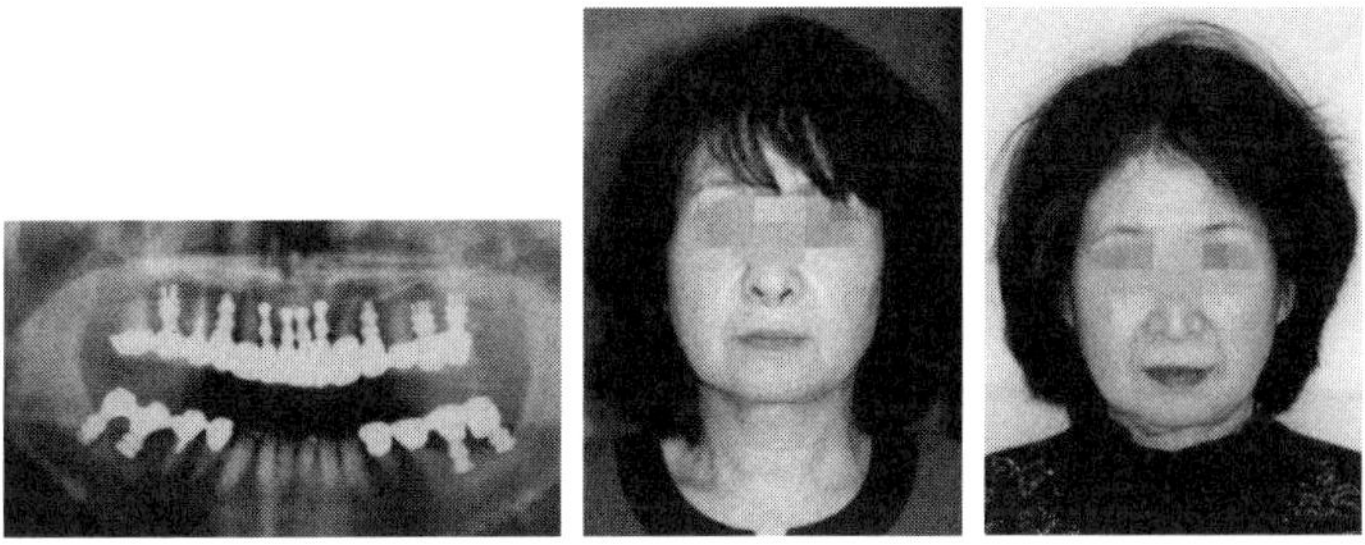

62歳の女性患者。鼻呼吸と食事の指導を行い、冷たいもの中毒を改め、咀嚼訓練と呼吸体操を指導。同時に、睡眠姿勢を矯正し人工太陽光線療法も行った。また、歯周病の治療として人工歯根療法も施術後（右）。肺炎は治癒に向かい、治療前（左）よりもいきいきとした表情となった。

りました。紹介され私が診察し、鼻呼吸と食事の指導を行い、冷たいもの中毒を改め、咀嚼訓練と呼吸体操を指導しました。またノーズリフトとブレストレーナーを使用して睡眠中の鼻呼吸を徹底し、さらに睡眠姿勢を矯正し人工太陽光線療法を行いました。これらによって著しい改善が得られたので、服用していた内科の薬を徐々に減らすように指示したところ、病状はさらに改善され、咳も痰も消退しました。

この患者は三十年前から口呼吸を続けていたために咳とともに歯周病が悪化し、悪化した歯は順次歯科で抜歯されて義歯を入れていたのですが、義歯ではよくかめなかったのでますます不調となっていました。そこで、鼻呼吸で元気になったので、咀嚼器官を回復して細胞呼吸を活性化する目的で人工歯根療法を行いました。九本の人工歯根の植立手術を一時に行って上顎の咀嚼機関を回復した結果、肺炎は益々治癒の方向に向かいました。しばらくして下顎大臼歯部を左右二本ずつ植立した結果、健康がほとんど完璧に回復しました。

外呼吸で入った雑菌が内呼吸を阻害する

口呼吸（外呼吸の失敗）と冷たい食べものや飲みものをとることで、腸内の本来無害な常在菌が腸扁桃のリンパ濾胞から白血球に取りこまれ、身体中にばらまかれると、まず腸が駄目になります。肺、膀胱、子宮、前立腺はどれも腸に由来する器官ですから、外呼吸が駄目になると肺、心臓、腸管、生殖器に障害がおよびます。

哺乳動物の腸内には有害無害にかかわらず、微生物を取りこんで消化して抗体をつくる装置が、口、鼻、内耳、気管、肺、胃腸、子宮、尿道、膣と粘膜組織の至るところに存在します。黴菌は身体の中にとらえて消化しなければ、抗体（免疫タンパク質＝イムノグロブリン）をつくることができません。つまり、腸扁桃のリンパ濾胞のM細胞にこの黴菌の取りこみと消化吸収および免疫タンパク質の産生のシステムがあるのですが、これが口呼吸と腸を冷やすことによって黴菌の取りこみ機能のみとなり、免疫タンパク質産生機能を麻痺させてしまうのです。こうしてとめどなく有害無害のウィルスや黴菌が寝ている間にのどの扁桃や腸のパイエル板から白血球内に入って血中を巡り、白血球が身体中に黴菌をばらまきます。

病原性微生物は、皮膚や肺、腸管に入っただけで、その毒性で激烈な症状をだしますが、常在菌は自分の喉や腹に飼っている菌ですから、無害ゆえに身体の中にどこまでも入ってきます。

こうして骨休め不足や口呼吸、冷たいもの中毒で疲れている人や、酒やタバコの解毒で内臓がくたばっている人には細胞内感染がところ構わずおこり、血液がよどみやすい脳の神経細胞や皮下組織、関節や腎臓などに細菌が蔓延します。すると、細菌感染した細胞の働きは駄目になります。ミトコンドリアの機能が廃絶されてしまうからです。

虎ノ門病院で線維筋病症と診断された五十歳代の女性患者が来診しました。この人は、はげしい筋肉の自発病を伴い、失明寸前の状態で歩くこともできず、二人の屈強な男性にかかえられて受診しました。ステロイド剤も効かず、治療の手だてがないといわれたそうです。私が診察してみると、ただの重度の口呼吸と冷たいもの中毒で、体温は三五・五度しかありませんでした。喫煙の習慣があり、毎日冷水（四度）を五〇〇cc飲んでいました。「冷たい水とタバコをやめないなら病気の回復はあきらめて、一年以内の寿命も覚悟してください」と伝え、ただちに人工太陽光線（光健燈）と温熱の照射とビタミン、ミネラルなどを投与し、食生活を改善させました。すると二週間で患者から視力が五〇％回復してきたと申告がありました。筋病はほとんど消失しました。しかし筋力はすぐには回復しません。この段階では血液はやはり最悪の酸素不足の状態でした。間質性の肺炎でいくら呼吸しても血液に酸素が入りませんから、酸素吸入が必要でした。血液の観察では黴菌が見られ、筋肉痛があるので酸素と笑気ガスを吸入させ、広範囲スペクトルの抗生物質の投与により痛みも細菌も数回の治療後には消退しました。二ヵ月後には視力が七〇％も回復しました。

最近、ミトコンドリア脳筋症、進行性筋萎縮性側索硬化症、小脳脊髄変性症の患者が増えています。これらの患者を治療すると、どの患者も症状の進行が劇的に止まっていますが、治療法はみな同じです。これらの病気は骨休め不足と冷たいもの中毒と口呼吸によって、自分の腸内の細菌が神経と筋肉細胞の中にまで細胞内感染し、それらの細胞内のミトコンドリアの機能障害をおこしているだけなのです。身体の組織で最も大量のエネルギーを消費するのが筋肉-神経システムです。これらの細胞内のミトコンドリアでエネルギー物質ができなくなるのが、こうした難病発症のしくみです。

第六章　健康には八時間睡眠が欠かせない

難治の慢性病の多くは、医学の進歩によってある程度の病気を克服してきた人類が、自然にはずれた生き方をするようになっておこっているものです。たとえば昔は、「夏でも冷たいものを食べ過ぎてはいけません、睡眠時間は子供は絶対に九時間は確保するようにはやく寝なさい」というのが、当たり前の正しい指導でした。しかし、死に至るような病気がめっきり少なくなると、科学の力で人間はどこまでも能力を追求できるとでもいわんばかりの、まるで超人を目指すような生き方がはびこるようになってしまいました。

日本人の生き方が急速におかしくなったのが、昭和四十年代です。曲学阿世の徒が「質のいい睡眠を三、四時間とればいい」などと言いだしたのも、このころです。『睡眠の質をよくすれば、時間は三、四時間で足りる。あとは勉強第一」という受験生がたくさんあらわれましたが、これは、命よりも勉強が第一といっているようなものです。高度成長で仕事に追われて、働き過ぎに陥ったサラリーマンも同じで、まるで命より仕事が大事という生き方を平気でするようになりました。私の見るところ、そういう傾向はバブルが崩壊するまで延々続き、さらに、バブル崩壊の後は、逆にビジネスがうまくいかないことへの焦りから、また命を振り返らないような生活を追求し続けてきました。「短眠」がブームとなっていることもあり、ゆっくりと眠ることに罪悪感があるという人がたくさんいます。しかし、眠る時間、つまり横になる骨休めの時間が少なくなると、身体が重力によるエネルギー（ストレス）から解放される時間が少なくなり、健康には悪影響があるばかりです。

健康人でも一日八時間は寝るべき

健康を保つためには、最低でも一日の三分の一は眠る、あるいは横になる骨休めが必要です。これは、日中に立ったり座ったりしている間に重力からうけるストレスから、身体を解放するために必要なのです。寝不足が続いたら、横になる時間を長めにとることも必要です。疲れたときは、一日の半分寝ていたってかまいません。しかし、健康な人なら、きちんと鼻呼吸にしたうえで十二時間も寝ていると、もう力がわいてきてじっとしていられないはずです。とくに子供はそうです。子育てのポイントとして、小学生、中学生ははやく寝かせて、自然に起きるまで眠らせておく、ということが大切です。

今から三十五年くらい前、ちょうどカラーテレビがではじめたころ、農家の働き盛りの若者が次々と突然死し、しばしば新聞記事にでました。これを調査した学者によると、突然死する農家の若者の生活スタイルはみな決まったように同じで、どの若者も、土地ブームで経済的に潤った農家の青年でした。当時はまだ一般家庭に普及していなかったカラーテレビをもっていました。彼らが夜中の一～二時までテレビを見てすごし、ほんの二、三時間睡眠をとっただけで、四～五時には起きて農作業を始めていたのです。当時は頭脳を使わない肉体労働には睡眠は必要ないという考えが一般的でしたから、そんなことをしても平気だと考えていたのでしょう。しかし、結果的には、睡眠不足、骨休め不足のまま激しい肉体労働に従事し、命を落としてしまったのです。

また、友人のキャバレー経営者は、「いつもブラブラしているのだから、睡眠は三、四時間で十分だ」といっていましたが、わずか五十歳で脳内出血で亡くなりました。睡眠不足は脳の血管のリモデリングを直撃します。脳の血管ができそこないになれば、生命はおしまいです。

もちろん、年をとるにつれ、睡眠時間は短くなります。その場合は、八時間ずっと睡眠状態になくてもかまいません。ただ、重力の影響を解除することが大切ですから、横になって過ごすことが必要なのです。ですから、無理矢理睡眠薬で眠る必要はありません。じっさい、以前私の患者で、八十歳という高齢の女性が「眠れないのでもう三十年間も睡眠薬を服用しているのですが、大丈夫でしょうか？」と診察を受けに来たことがありました。この女性は青みがかった酸素不足の顔をしていました。「この年では眠らなくてもラジオでも聴きながら八時間横になって骨休めをすれば、問題ありません。睡眠剤は少しずつ減らしていきましょう」と助言し、睡眠薬を一ヵ月かけて徐々に減量していってもらいました。すると一ヵ月後には、顔色がすっかりよくなってニコニコして来院しました。

短眠は短命を招く

生きてゆくうえで呼吸と食べることと睡眠はなくてはならない身体の動作です。これらが正しく行われないと、元気はつらつとした健康を保つことはできません。「睡眠など三時間で足りる」という主張はエネルギーの生命体に対する作用を知らない人の言葉です。

まず、短時間睡眠だと、突然死を招くおそれがあります。じっさい、短時間睡眠が原因で多くの人が突然死しています。眠っている最中に死んでしまうのです。

なぜ突然死するかというと、短時間睡眠をしていると睡眠中に必ず口呼吸になり、いびきと無呼吸症を合併するからです。無呼吸症は、心臓と同じ呼吸筋肉でできている舌が気道を塞ぐためにおこります。短時間でも五、六時間睡眠では、かすかに目を覚まして舌を動かすと息をつぐことができます。血中の炭酸ガスの濃度が高まると、延髄を刺激して呼吸筋肉の舌を覚醒させて動かすからです。しかし三、四時間睡眠では、余りにも疲れているため深い眠りに落ちてしまい、舌の呼吸筋肉が目醒める前に心臓が止まってしまいます。心臓は鰓の呼吸筋肉に由来する内臓筋肉でできた臓器ですから、呼吸運動に従属しています。弱った人や麻酔をかけた哺乳動物では、呼吸が不十分だと容易に心臓が止まってしまいます。

このように、本人も気づかぬうちに死んでしまうほど深くぐっすりと眠る睡眠を、三時間睡眠推奨者は「質のよい睡眠」などといっています。しかし、これは大きな誤解です。睡眠の重要性とは脳が休んで眠ることでしかないと思っているから、このような愚かなことになるのです。

八時間睡眠がなぜそれほど重要なのか

睡眠の重要性を知るためには、「脳や脊髄の神経細胞とは何か？」ということを知らなくてはいけません。神経細胞とは、筋肉のシステムの一部です。筋肉のない生命体、つまり動物のように動くことのない生き物には神経はありません。たとえば、植物には筋肉も神経もありません。つまり、知覚神経も運動神経も筋肉のためにあるものです。そして、睡眠は、この両方を休めるために必要不可欠のものなのです。

脊椎動物の筋肉には内臓の平滑筋と骨格筋の二種があります。この二種類の筋肉を制御するために、脳神経にも内臓脳（大脳辺縁系—情動脳）と体壁系大脳新皮質の二種類があります。内臓脳は腸の平滑筋運動や性周期を調節し、体壁脳は外界を感じ骨格筋を動かします。そして、内臓脳細胞のサーカディアンリズム（体内時計の日周性）にしたがって体壁系神経が休眠するのが、睡眠なのです。

じっさい、呼吸や心臓の鼓動、吸啜や咀嚼運動、腸の蠕動も性周期も体内時計も冬眠も、睡眠リズムもすべては究極では時間の作用に基づいた内臓脳と腸管神経細胞の遺伝子発現による働きです。これには脳腸ホルモンをはじめ神経伝達物質やモノアミンからいわゆるホルモンまでもが深く関与しています。

そして、睡眠中に、遺伝子発現によって細胞のリモデリング（新陳代謝）が行われます。ヒトの成体は六十兆個のもともとは同じ遺伝子をもつ細胞で成りたっていて、一晩で一兆個の細胞がリモデリングしています。細胞の働きも形も、すべては究極では遺伝子の働きによります。リモデリングのプロセスは睡眠中に行われています。睡眠状態に入り、動物の器官を司る大脳新皮質の神経の働きがオフになると、代わって神経細胞自身のパーツの新陳代謝のためにミトコンドリアが働き始めます。つまり、睡眠をとらないと、新陳代謝というプロセスが行われないことになるのです。三時間睡眠の推奨者たちは、神経細胞自体とミトコンドリア自身が新陳代謝をしていることをど忘れしてしまっています。

さらに興味深いことは、睡眠中と瞑想中に大脳新皮質のニューロンのミトコンドリアから脳波のα波が発生することです。これはニューロンから発する錐体路神経系のインパルスがオフになり、ニューロン自身のリニューアルのためのスイッチがオンになっていることを意味します。つまり、瞑想にも睡眠と同様、神経細胞の回復を促す力があるのです。内臓脳の体温や睡眠リズムの体内時計、呼吸や循環、消化管や生殖系の筋肉運動を司る神経の働きには日内変動によるオン・オフがなくて常時オンのみです。しかし、大脳新皮質のニューロンのリモデリングは骨格筋のインパルスがオフになっていて心臓に負担のないときだけ行われているのです。

また、重力作用に抗して筋肉が働くとき、新皮質のニューロンの錐体路系活動の有無にかかわらず、この間はリモデリングはすべてオフになります。つまり、私たちが座って眠っているときは、リモデリングは行われないのです。だからこそ、たとえ眠りに落ちなくても、静かに横になって、骨格筋を休めることが必要なのです。

睡眠中の新皮質の細胞に腸管内臓系筋肉からの心の欲求の情報が入ると、新皮質のニューロンのスイッチが誤作動して骨格系の筋肉運動の指令が発せられることがあります。これがレム睡眠であり「夢」を見る現象です。大脳の発達している哺乳類は夢を見ます。犬や猫でも夢を見ているときは、眼球運動が活発になり、手首と足首をさかんに動かします。大脳神経細胞がリモデリングをしながら眠っている間に新皮質のニューロンの錐体路系が誤作動して、最小のエネルギーで手首と足首だけで模擬的に夢の中を走っているのです。

横になって身体を重力から解放する

また、横になることが重要である理由は、身体が重力に抗して座っている間は、たとえ脳の新皮質のニューロンが眠っていても血圧が下がらなければリモデリングがうまく行われないからです。たとえば、飛行機に長時間乗って海外旅行に行く場合、ファーストクラスで八時間身体を水平に保ち、位置のエネルギー差を零にしてゆったりと副交感神経を優位にしていれば、眠っても眠らなくても身体はリフレッシュします。重力を解除する（身体内の位置のエネルギー差を零にする）ことが、ヒトの健康にとって価値があるのです。

四本足で動き回る一般の哺乳動物と違って、ヒトは目を覚まして活動しているときは、つねに座位、立位です。鳥も直立二歩行するものもいますが、多くの鳥は体の密度が極端に小さくて空気の中を水のごとくに浮いていますから、直立で眠ってもヒトほど強く重力の影響を受けることはありません。

しかし、ヒトの場合は、座位でもかなりの重力の影響を受けます。その重力に逆らって活動するだけの力を生みだすのが神経細胞と骨格筋肉細胞のミトコンドリアで、ミトコンドリアの活動を回復するのが、骨休めです。座ったままでは、眠っても本当に身体を休めたことにならないのです。

エコノミークラスで八時間座っていては、どんなにぐっすり眠っても疲れがとれません。座位では、足の先と頭の位置の差が百センチあるからです。ヒトの血圧は正常の場合、頭部が常時九〇ミリHgで、心臓部は立位、座位、臥位でそれぞれ一三〇、一一〇、九〇となります。ぐっすり眠って骨格筋肉がゆるんでも、座ったままでは血圧が一一〇ミリHgになるために心臓ポンプが休まりません。こうなると身体中の細胞のリモデリングがうまくいきません。それで座って眠っても疲れるばかりなのです。

大脳新皮質の神経細胞の活動は骨格筋肉のためのシステムと同調していますから、横になっていても考えごとをするだけで背中の筋肉が凝り固まってきます。逆に、眠らなくても無念無想の瞑想状態になれば筋肉も凝らずリモデリングします。このように細胞のリモデリングは、重力の解除と大脳新皮質ニューロンの錐体路系・外路系の両筋肉支配の回路の解除という二重のオフが必要です。

また、睡眠不足、骨休め不足は、造血にも支障を来します。というのも、重力作用のもとで心臓が働いている間は、細胞呼吸で産生するエネルギーで骨格筋によって身体を支えるために、リモデリングの中心となる血液細胞はもとより血管から筋肉、神経等あらゆる細胞の新生が止まるからです。骨髄造血系のリモデリングの遺伝子の発現は骨休めをしてはじめておこるのです。もちろん、横になって身体を休める骨休めをすれば、眠らなくてもいいわけではありません。骨休めをきちんと八時間とっていても、連日一睡もしない不眠を続けると脳神経細胞とそのミトコンドリアのリモデリングが障害されます。脳の神経細胞をいきいきと保つためには、ぐっすりと眠るということが必要なのです。無重力の宇宙空間では四六時中骨休め状態ですが、こうなると地球上で生きているヒトにとっては無重力がたいへんな問題となるのです。

このように細胞のリモデリングは睡眠と骨休めの両者と密接不可分の関係にありますから、質のよい暖かくてゆったりとした睡眠を八時間とることは、健康に生きるためにどうしても必要な条件なのです。このときに、昼間の交感神経過緊張、つまり精神的緊張（いわゆるストレス）を睡眠にまでもちこまないことが肝要なのは、いうまでもないことです。

第七章　免疫病の正体

今日の医学は、十九世紀の「質量不変の法則」に基づいて成立しています。生命体の物質面、つまり質量のあるものにしか目を向けず、質量のない物質エネルギーが完璧に欠落しています。それが生命理解を乏しくしています。医学界では現在も臓器別医学が主流ですが、この創始者というべきフィルヒョウこそ「質量不変の法則」の時代、この宇宙が「エネルギー保存の法則」のもとに成立していることが理解される前の時代の学者です。したがって彼が築いた細胞病理学の病気の分類の対象は器質性の疾患、つまり、細胞や組織・器官に歴然たる変化をもたらす病気だけです。

ところが、病気は栄養やミネラル、ビタミンや酸素の過剰や欠乏のほか、エネルギーの作用とエネルギー代謝や新陳代謝、栄養やタンパク質・核酸・脂質の代謝等の変調によってもおこります。これらは細胞の働きの変調によっておこる病気ですから機能性の疾患とよばれています。ほとんどの場合、初期の症状は共通していて、細胞や組織・器官に明瞭な変化は現れません。明らかな変化が見られるようになれば、もはや手遅れとなっているのが機能性の疾患の特徴です。これが難病とよばれる免疫病です。

免疫病の本当の原因

結論から先に示しますと、免疫病（難病）は、身体に作用するエネルギーの不適と身体の細胞レベルの呼吸のミトコンドリアのエネルギー代謝の変調が原因となっておこる疾病です。エネルギーの不適には、骨休め不足による重力作用の過剰、腸や身体の過冷却、太陽光線不足、気圧、湿度、超音波や放射線、電磁波の生体への作用があります。ミトコンドリアの変調の原因は、COやシアン、大気汚染等の毒物の作用、ビタミンやミネラル不足、病原性ウィルスや細菌の感染、口呼吸や腸の過冷却による腸内常在細菌の細胞内感染、つまり寄生性の微生物・原虫・寄生虫等の感染の複合によるのが一般的です。

しかし、免疫病を前述のようにきちんと捉えている医者はほとんどいません。それは、今日の医学が、浅薄な生命理解しかもたないフィルヒョウの病理学をよりどころとして発展してきたからです。

科学としての生物学に基づいて、病気を理解しようとしたフィルヒョウ（一八二一－一九〇二）は、一八五八年に『細胞病理学』を著し、「すべての細胞は細胞から発生する」という認識に到達して、生物学史上の金字塔をうちたてました。細胞が生命の基本単位であるという認識はここから出発します。さらにフィルヒョウは、生体は細胞がつくる社会組織、細胞の共同体であると考え、組織学を基礎とする細胞病理学を創始しました。その結果、病変を、細胞の社会である「組織」の水準で眺めるようになりました。

現代病理学の開祖フィルヒョウのこうした視点の圧倒的な影響の下にくりひろげられた二〇世紀の医学では、すべての病変は細胞に形態的な変化を発生する、として病理解剖学と病理組織診断学が重視されるようになりました。疾患は、奇形、外傷、感染症、炎症、嚢胞、腫瘍、その他に分類され、臓器別にこの分類があてはめられています。一方、本書で取りあげられているいわゆる免疫病、つまり全身性のわけのわからないいくつかの臓器にまたがって現れる疾病や、栄養失調や過剰、身体の使い方の誤り、つまり質量のない物質エネルギーの働きや生体力学エネルギーによって生じる疾患は「その他」に分類されてしまいました。「その他」に分類されているくらいですから、当然原因の究明も診断も困難となります。これらの疾患は、顕微鏡レベルでの観察ではほとんど正常な組織像しか示さず、せいぜいが雑菌による感染性の炎症性細胞浸潤の像が見られるくらいです。細胞の形に現れにくい細胞や器官の働きが何らかの原因で変調しているのが、この手の病気です。しかし、身体を細分化して捉えることしか能のないフィルヒョウの影響下にある医学者たちは、そのことを理解できませんでした。その結果、じつは多彩に発生する病気をくわしく観察して患者の身体的特徴を調査・分類し、その原因を究明することをおこたり、すべての疾患をむりやりフィルヒョウの病理組織診断に基づいて診断してしまいました。これが、現代の西洋医学で免疫病が診断不能に陥ってしまった最大の原因です。

同時に、二十世紀の医学では肉眼による患者の身体の観察が極端にうとんじられ、病因の究明までがいたずらに極微の世界に執着する、という風潮が浸透しました。肉眼的観察は科学的ではない、と誤解されたためです。フィルヒョウの分類による器質性の疾患は、今日ではCTやNMRなどの高度な診断機器が開発されたため、初期段階で把握されるようになり、あたかもプライマリーケアの様相を呈するようになっています。しかし、器質性疾患以外の、細胞の働きが駄目になっている免疫病には、CTやNMRは無力です。当たり前のことですが、最新機器で検査しても画像で病変を把握できないので、病気を治せるわけではありません。検査データを並べて診断しても、症状を取り除くだけの対症療法のみを行い、治す方法を見つけようという努力すらしない今の医療は医学とはいえません。医学とは疾病の発症の原因究明と治療法の解明を行う学問であり、発症の原因の法則性を見出し法則性をもって治すことです。そして、免疫病のように全身性でおこる疾患の場合はとくに、初心に帰って肉眼で患者の身体をくまなく観察する必要があります。

臓器別医学では現代の免疫病は治せない

免疫病つまり、細胞レベルの消化・吸収・代謝を障害する雑多な因子がからみあって発症する多因子性疾患の真の原因を見つけて、難病の治療の途を開くことこそ、現代の医学と最先端の医学者の使命です。フィルヒョウの分類に従えば奇形・外傷以外は、ほとんどの病気が広義の免疫病の範疇に入りますが、従来これらを臓器別に扱ってきたのは大きな誤りでした。これからは身体を一粒で生きている原生動物の細胞のごとく丸ごと観察してトータルに治療しなければならない時代が来たのです。

生命体は数多くの器官によって構成されていますが、すべての器官・臓器は相関関係をもっています。十八～十九世紀の解剖学者、キュビエ（一七六九―一八三二）が唱えたように、互いに関連しあわない臓器は存在しないのです。じっさいには、この相関関係は生体力学系とホルモン系と神経系、すなわち自律神経とよばれる二つの神経系によってまかなわれています。二つの神経系とはすなわち、内臓腸管系を中心とした消化・吸収から生殖・脂肪組織と泌尿という排出までをコントロールする副交感神経系と、筋肉・皮膚・感覚系と内臓腸管系とを結ぶ交感神経系です。免疫病は全身性の病気ですから、臓器どうしの相関性に深く関わっている病気です。したがって、生体力学系とホルモン系と神経系の複雑な相互作用を念頭において身体を総体として詳しく観察しながら治療法を探っていかなければなりません。

また、フィルヒョウの病理学を基礎にした今の医学はエネルギーをまったく捉えていないことが、たいへん大きな問題です。この本の中では何度も繰り返していますが、私たちの身体の活動には、エネルギーが深く関わっています。フィルヒョウ式の医学では、それがまったく考慮されていないのです。いわば、今の医学は、エネルギーを無視した、質量のある物質中心の唯物医学です。形態学中心の医学では、質量のある物質のみが問題とされ、質量のないエネルギーが医学や健康に関する問題として論ぜられることがなかったのです。

じっさい、エネルギーの面から病気を研究した医学者は二十世紀には皆無です。もちろん、現在の医学でも、レントゲン線、放射線療法や温熱療法、低体温療法でエネルギーは扱われています。しかしこれらはあくまでも例外として扱われているのみで、エネルギーの生命体への作用の本質についてはほとんど考慮されていないのが現状です。病気の多くは、器官の機能（働き）の変調によってもたらされますが、機能はエネルギーによって支えられています。医学と生命科学に、早急にエネルギーの視点を導入しなければならないのが、今の医学の根元的かつ切迫した課題です。

もちろん、フィルヒョウの病理学の時代は、エネルギーという視点がかけていてもしかたなかった部分はあると思います。検査にレントゲンを使うこともなければ、血液検査すらまだほとんど知られていなかった時代ですから当然です。じっさい、当時の医学研究は、病気で死んだ人の死体解剖（剖検という）を元に成立していました。当時の診断学とは、病人を剖検して、治療していた病名と、死体の剖検で明らかとなった病変に基づく本当の病名が合っていたかを競う時代だったのです。そして、情けないことに、日本ではこんな時代遅れな医学が、昭和四十年代後半まで行われていました。たとえば、当時有名な内科の沖中重雄教授の最終講義はこの誤診率で話題をよんでいました。今ならCTやNMR、超音波診断とバイオプシー（生検）によって剖検しなくても色々なことがわかる時代です。

フィルヒョウより少し前の時代ですが、十九世紀にウィーン学派のJ・スコダという医学者が診断学的虚無主義というのを唱えました。この人物は、医学者にとって最も重要な目的は、患者を治すことよりも患者を診察して診断した病名が、死亡した後の剖検（死体解剖）によって確かめた本当の病名と一致することであると唱えたのでした。この本末転倒した考えは、当時医者にあるまじき考えだとして非難されました。しかし、スコダやフィルヒョウの時代から一九七〇年代頃までは、大半の病気は剖検の病理解剖で確認されたので、最終的には誤診率がつねに医師の力量を示すものとして重要視されていたのです。そして、これらの疾患はほとんどが器官の形に変化を生じる古典的病理組織学的なフィルヒョウの病気でした。

しかし、二十世紀も後半になると、診断機器が飛躍的に進歩し、超音波、CTやMRI、NMRとバイオプシー（生検）などにより、そうした古典的な疾患（脳内出血や動脈瘤、ガンや良性腫瘍、感染巣や嚢胞）は、病理解剖しなくても生身のうちに手に取るように診断し治療ができる時代になりました。すると一昔前は手遅れになりがちだった胃ガンや肺ガン、大腸ガン、前立腺ガンや脳腫瘍も初期のうちに治療が可能となりました。その結果、これら初期ガンの治療は、先進国ではまるでプライマリーケアの領域のごとくやさしくなりました。今や日本中どこでもこれらの初期ガンなら簡単な開腹・開胸手術で百パーセント近い治癒率が達成されるまでになりました。

一方で、同じ三十年前頃から、昔は極めてまれで十万人に一人くらいの発生率だった奇病が、先進国、とくにアメリカと日本で多発するようになりました。アルツハイマー病、進行性筋萎縮性側索硬化症、多発性筋炎、重症筋無力症、皮膚筋炎、多発性硬化症、線維筋痛症、ミトコンドリア脳筋症、小脳脊髄変性症等の希病が多発し、同時に従来からある普通の免疫病すなわちアトピー性皮膚炎、膠原病、心筋症、クローン病、甲状腺炎、高血圧症、糖尿病、間質性肺炎、喘息やリューマチ、悪性貧血、白血病、良性腫瘍や膵炎、潰瘍性大腸炎、脳血管障害、ガン腫などの患者が増加しています。前者の希病は主として神経と筋肉の疾患です。後者の従来型の免疫病も前者の希病もともに発症の原因はエネルギーの摂取の誤りと体の使い方の誤りによる、腸内の雑菌やウィルスの種々の臓器や器官に対する細胞内感染症によります。しかし、そうした病気の本質を捉えていないがために、その治療に関しては、治癒が得られようもない医療がまかり通っています。

ミトコンドリアのエネルギー代謝の変調が病気をおこす

筋肉神経系難病も口呼吸と冷中毒による雑菌感染と腸を冷やすことによるエネルギー代謝の変調によって発症する病気です。腸を極端に冷やすと中枢神経系を支える間葉グリアに腸内細菌の感染がおこり、さらに脳腸ホルモンを産生する腸神経のミトコンドリアが機能不全に陥るのです。だから、腸を温め、鼻呼吸にし、ミトコンドリアを活性化する太陽光線療法とミネラル・ビタミン・補酵素が有効です。

ミトコンドリア脳筋症では、六十七歳の男性患者が紹介されてきました。眼瞼が重いという症状は、筋無力症と同じで、口呼吸と冷たいもの中毒が原因でおこっていました。そこで、前述の症例と同様にして症状はピタリと進行しなくなりました。

小脳脊髄変形性症の四十六歳の男性が紹介されてきました。顔色は黒褐色で、明らかに酸素不足の顔貌です。また、寒い季節なのに、ジャンバーの下はいきなりTシャツという寒々とした格好で身体を冷やしていました。ふくらはぎに激痛があるため、テグレトールという抗痙攣剤を服用していましたが、あまり痛みはなくならない、と訴えていました。そこで、まず正しい鼻呼吸法を教えると、呼吸法だけでも痛みがやわらぎました。さらに、冷たいものの中毒を改めて飲食物をすべて四二度とし、テグレトールをやめて人工太陽光線（光健燈）を照射し、温熱療法で身体を温め、鼻呼吸体操で外呼吸を正したところ一、二週間で劇的に筋肉痛がおさまり元気が回復しました。しかし、ここで無理をすると、こうした病気は元の木阿弥となってしまいます。こうした病気にかかった場合は、症状が消えても、五年間くらいは筋肉運動はしてはいけません。痛みは酸素不足のときにミトコンドリアが発するものなので細胞呼吸を活性化するとすぐに回復しますが、蓄積しているミトコンドリアの疲労が回復するには時間が必要です。ミトコンドリアのリニューアルが障害されているのです。

進行性筋萎縮性側索硬化症（ＡＬＳ）の症例では、六十歳の女性患者（日本舞踊の師匠）が紹介されてきたのですが、この人は自分一人では歩けないほど足腰に力が入らなくなっていました。顔貌は青みがかっており、酸素不足を示しています。一年前まで踊りに熱中しすぎ、急に足腰が立たなくなりました。あきらかにこれは、口呼吸で踊りの稽古が過ぎて筋肉の力が抜けてしまいました。眼も視野が減退していましたが痛みはあまり訴えていませんでした。専門医の指導でリハビリを受けていましたので、これをやめさせました。細胞のエネルギー不足ですから、リハビリは禁忌です。

じつは、この症状は森鷗外が日清日露の戦いでおびただしい数の日本軍を病死させた脚気とほとんど同じなのです。それもそのはずで、脚気はビタミンＢの完全欠乏によるミトコンドリアの機能不全でおこる神経と筋肉の働きの荒廃で、最後は横隔膜と心臓の働きが廃絶する病気です。ALSも線維筋病症もやはりミトコンドリアの機能不全だから病状が同じなのです。ただ原因がまったく異なっています。口呼吸とタバコの多用や重力作用の過剰と冷たいもの中毒による腸内常在菌の血液内汚染によっておこる身体中の細胞のミトコンドリアの働きの不全がこれらの疾病の原因です。この患者の場合は症状が重く、すでにミトコンドリアがひどく障害を受けていますから、ステロイドも当然、効果を上げませんでした。体温をはかってみると、三六度でしたが、以前は三五度だったそうです。

そこで、私からは、身体を温めるとともに筋力を重力から解放するため、温泉療法をすすめました。そして、光健燈を照射し、温熱療法で体を温めたところ、はじめて多量の汗が出ました。もちろん、呼吸体操も指導して正しい鼻呼吸を身につけさせました。一ヵ月後には筋肉のつっぱり感がとれ、視力も目に見えて回復しました。また、手足のしびれは光線療法と温熱療法で回復しました。呼吸タンパク質を太陽の可視光線の特定の波長（ソーレー帯）で励起させると、痛みや痺れに即効性があります。血液の状態を観察すると、赤血球が酸素不足で凝集していましたので、呼吸体操をして再検査しました。しかし、改善が見られなかったので酸素吸入をさせました。しばらくすると赤血球が単離しましたが、血漿中におびただしい細菌が観察されました。呼吸体操で血液の酸素不足（赤血球の凝集状態）が回復しないのは、肺の間質細胞と心筋におびただしい数の雑菌が感染しているためです。冷たいもの中毒と口呼吸などで身体中の筋肉と神経細胞が雑菌に汚染され、これらにより酸素と栄養が横どりされて、ミトコンドリアの機能が不全に陥っているのです。このケースでは広範囲スペクトルの抗生剤の点滴が有効でした。

脳と筋肉はつながっている

口呼吸と冷中毒で腸を冷やすと、扁桃リンパ輪の濾胞のM細胞から白血球内にとめどなく細菌が侵入し、これが血液を巡って網膜や脳脊髄神経の間葉グリアやニューロンに白血球によってばらまかれます。ニューロンやグリア細胞の中に細胞内感染をおこしますと、これらの細菌がニューロンやグリア細胞内のミトコンドリアの酸素や栄養を横どりしてしまい、さまざまな症状がでますが、とくに、必ずといっていいほど筋肉と神経がやられます。一ヵ月程度身体を温めて鼻呼吸にしても血液の酸欠状態や細菌はほとんど改善されませんから、冷たいもの中毒とは本当に怖ろしいです。

従来型の免疫病と新型の希病の違いは、前者が肺や膵、腸や関節、皮膚や皮下組織というように限られているのに対して、後者は筋肉と神経に限られるということです。これまで、脳や神経の研究が世界中で精力的に続けられてきましたが「神経とは何か？」を考えないで研究してきたため、こうした病気の謎を解くという目的にとっては、ほとんどの研究が無駄になってしまっています。神経とは筋肉のシステムです。「筋肉なくして神経なし」ですから、脳は筋肉と一体として研究しなければ何もわかりません。内臓脳が腸管内臓平滑筋と一体となっており、大脳新皮質は体壁系骨格横紋筋と一体となっています。ですから、これらの難病・奇病・希病の免疫病にかかると、白血球が腸内の常在性の細菌を抱えて身体中にばらまく（播種という）ため、あらゆる器官の細胞が感染しますが、とくに希病の場合は、極端に腸の内臓平滑筋を冷やしていると内臓脳神経や体壁脳神経とそれに付属する筋肉がやられるのです。

じっさい、私の大学の同期の友人の医者の奥さんが多発性硬化症で眼が見えにくくなって、ステロイドで回復したといっていましたので、「ステロイドでは対症療法にしかなりません。病気の原因は冷たいもの中毒と口呼吸です」というと、「そんなことが原因のはずないでしょう、みんな飲んでいて平気なんだから」と怒っていましたが、その一年後に奥さんは亡くなりました。多発性硬化症は、神経のうち網膜の細胞が白血球によってばらまかれた腸内細菌やウィルスに感染し、その結果その細胞のミトコンドリアの機能が障害されて網膜症になり目が見えなくなるのです。だから難病も希病も治し方はほとんど同じなのです。ALSも線維筋病症も筋肉と神経がやられて網膜症で視力が障害されます。

また、咀嚼筋肉の運動に障害があっても、病気になります。四十八歳の男性実業家の患者は、十年前より高血圧症と糖尿病の治療を受け、九三kgの体重を五十四日で六三kgに減らし

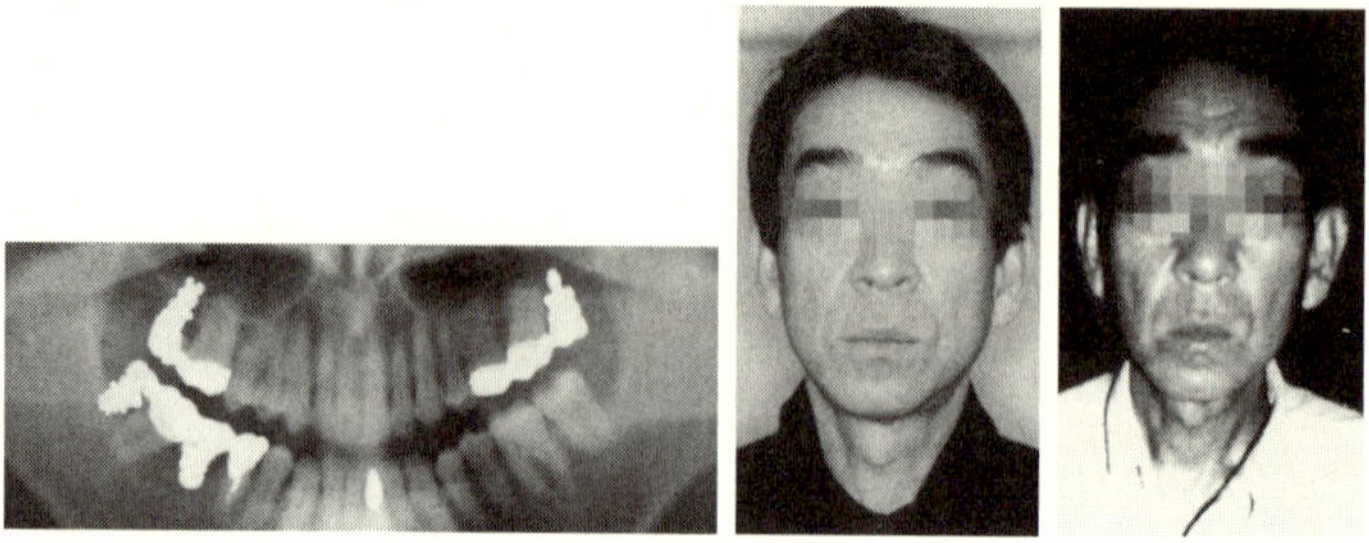

重度の喘息だった48歳の男性患者、初診時（右）。鼻呼吸体操と人工太陽光線で細胞呼吸を活性化し、冷たいもの中毒を改め、同時に人工歯根の植立手術を三回にわたって行ったところ、肺活量が大きく増加。咀嚼器官の機能を回復して肺の疾患は劇的に改善した例、術後（左）。

たところ、重度の喘息となりましたが、入院してステロイド療法を受けて軽快しました。鼻呼吸を身につけるためにノーズリフト、ブレストレーナーを使用したところ、劇的に喘息症状が改善されましたが、常時胸に鉛を抱えたようなつかえ感があり、カゼ症状が残るために西原研究所を受診しました。私の指示で、鼻呼吸体操と人工太陽光線で細胞呼吸の活性化をうながし、冷たいもの中毒を改め、冷たい空気を避けるようにしたところ、すべての不快症状が消退し健康が回復しました。第二大臼歯が上下顎に三本もなかったので、これらを三回に分けて人工歯根の植立手術を行いました。一回めに上の大臼歯に人工歯根を植立したところ、喘息の経過観察で検査して肺活量が四〇%も増大しました。顎・口腔を動かす咀嚼筋群・表情筋・嚥下筋・舌筋群は、すべて原始脊椎動物の鰓腸呼吸内臓筋に由来しますから、咀嚼器官の駄目になっている構造欠陥を回復して咀嚼筋肉運動がうまく行くようにするだけで肺の疾患は劇的に改善するのです。

アレルギーは全身的な雑菌の細胞内感染で発症する

広い意味で、免疫に関わる病気といえば、アレルギーの問題にも触れなければなりません。アレルギーに悩む人は年々増加しています。アレルギーに関する医学の記事は毎日のように新聞やメディアで取りあげられているのに、患者がいっこうに減らないのは、どういうことでしょうか？　私のみるところ、アレルギーというものの把握そのものから、間違っているように思います。その背景には「自己・非自己の免疫学」が、免疫の本質を捉えていないという事実があります。そこで、アレルギーについて少し説明しようと思います。

アレルギーの原因は身体の細菌感染が最も大きな原因です。今から二十～三十年前の細菌学の教科書にはまず第一の原因が細菌であると記してあります。アレルギーが抗原・抗体反応を中心としておこると考えられるようになったのも、自己・非自己の誤った免疫学が主流になってからです。

今のアレルギー科の医者はたいてい、「ダニが部屋にたくさんいるから、イムノグロブリンEという抗体（IgE抗体と略す）が増えて、アレルギーになるのです」と説明しています。しかし考えてみると、今の時代にダニアレルギーが急激に増えているのは少しおかしな話です。ダニは江戸時代にだって明治時代にだって日本にたくさんいたはずです。江戸や明治時代のアレルギーに比べると、今のダニアレルギーの増え方は異常です。となれば、IgE抗体が増える原因は、ダニ以外にある、と考えるべきです。

じっさいには、口呼吸や冷たいもの中毒で身体の中で細胞内細菌感染がおこると、IgE抗体がたくさん産生されます。すると、ダニの死骸が口呼吸で喉の扁桃濾胞から身体内に入ったぐらいでも過敏に反応するようになり、アレルギーがおきます。それが、ダニアレルギー激増の真実であり、他の花粉アレルギーなどについても、発症のメカニズムは同じです。その証拠に、アレルギー患者に、厳密に鼻呼吸を行うように指示し、しっかり骨休めをさせ、体を温めさせると、少々ダニの多い環境でも何の問題もおきなくなります。

アレルギー発症の素地をつくっているのは細胞内細菌感染だといいましたが、その細菌は、病原性のある細菌ではなくて、常在菌として私たちの喉や腸に存在している無害の黴菌です。身体の中にあってもおかしくない雑菌なので、今の医学では取りあげません。つまり、問題は、そうした細菌が病気をおこしているということを明らかにする検査法が確立されていないところにあるのです。そういう検査ができないから、雑菌が正体であることがつかめず、ダニが悪いなどといった、見当違いの原因を考えるのです。

IgE抗体がアレルギーのもとというのも誤解です。これは、口呼吸をしていたり冷たいものを飲食していたりすると、喉の扁桃や腸扁桃から腸内常在菌が白血球を運び屋として身体中の細胞にばらまかれ、色々な器官や臓器の細胞内感染を起こしますが、そのときこの雑菌感染によって発生する免疫タンパク質の抗体のことです。それ自体がアレルギーの原因になっているわけではありません。これこそが雑菌でできる獲得免疫タンパク質で、抗核抗体やCRPに近いタンパク質です。

この章であげたさまざまな免疫病の症例は、今の医学がいまだにフィルヒョウの考えで病気を誤って捉え、さらに「自己・非自己の免疫学」で免疫病を捉えているために間違った治療をしていることを示しています。愚かしいことに、今、大学の医学部で主流になっている免疫学では免疫病を治すことは不可能なのです。免疫病をきちんと捉え、治癒に導く治療を行うためには、大学の医学者が信奉している「自己・非自己の免疫学」から脱却することが何よりも必要なのです。

免疫系から見た発ガンのメカニズム

私が大学院時代に行った研究は、ガン細胞のミトコンドリアの変化を研究するための糸口となる研究でした。この後に制ガン抗生物質のブレオマイシンを酵母に作用させてミトコンドリアの変化を研究しましたが、これは途中で続けられなくなりました。ここでガンとミトコンドリアの話をしましょう。

ガンは、免疫病です。この本でも何度も述べているように、免疫というのは、自己・非自己を見分けるためのものではなく、私たちの身体の細胞のリモデリング（新陳代謝）を司り促すシステムです。つまり六十兆個でできている個々の細胞の生命力が免疫力です。生命力とは、エネルギーの渦の回転と共に行われるリモデリングの力（新陳代謝力）で老化を克服する力です。新陳代謝がうまく働かなくなって、ガンという病気が発生します。ガン細胞というのは、成人では一日に千〜三千粒は発生するといわれています。免疫系がきちんと働いていれば、それらは除去されますが、免疫系の働きが弱っていると、ガン細胞が増加し、やがてガンという病気になるのです。

それでは、私たちの身体にある免疫系は、どのようにしてガン細胞を見分け、処理しているのでしょうか？　ガン細胞をはじめとして、老化した細胞や良性の腫瘍細胞、ウィルスや細菌に汚染され細胞内感染した白血球、組織球や実質器官の細胞の細胞膜はすべてほころびています。このほころびを白血球の主要組織適合抗原が感知して、これらのいわば「駄目になった」細胞をこわします。これらのうちで最もほころびの少ないのが感染した細胞と良性腫瘍で、見分けが難しいために、他にくらべて自然治癒が極端に少ないです。一方、ガン細胞のほころびは大きいので、白血球の力を強めれば、一日にできる三千粒のガン細胞は、わけなく掃除されてしまいます。

ガン細胞がきちんと除去されるためには、白血球を毎日いきいきと活性化しておかなければいけません。では、白血球を元気にするにはどうすればよいのでしょうか？　白血球のミトコンドリアをいきいきとさせるのです。再々述べているように、一言でいえば「エネルギーの摂取を正し、腸内の雑菌が血中に入らないようにし、酸素の摂取量を正し、ミトコンドリアを害する毒物を排除する」ことが大切です。

たとえば、ガン患者のみならずあらゆる免疫病患者の体温は低体温です。もちろん、感染性の疾病（結核等）の活動期には発熱します。体温をつくるところはやはりミトコンドリアです。正常細胞のエネルギー代謝の九五％がミトコンドリアで行われています。だから、体温が低いということは、エネルギーを生みだすためのミトコンドリアの活動が阻害されているのです。

いいかえれば、すべての免疫病はミトコンドリアの障害でおこっているのです。じっさい、ガン細胞のミトコンドリアが変調して、解糖系（糖を分解して細胞のエネルギーを取りだすシステム）が亢進していることは、解糖系のしくみを解明したワールブルグの時代から知られていました。観察してみると、ガン細胞のミトコンドリアはつぶれていて、ガンの組織は酸素の嫌いな嫌気性の解糖が亢進しています。ですから、ミトコンドリアの変調に注目することで、ガンの謎はとけてきます。

温めるとガンが治癒に向かうのはなぜか?

ウィルスや黴菌の細胞内感染症では、三八～三九度の発熱で原因のウィルスや菌がダメージを受け、病気が治りますが、これはミトコンドリアのエネルギー産生が発熱で活性化し、黴菌やウィルスを細胞内消化したり同化するからです。ガン細胞も三八～三九度に発熱するとヒートショックタンパク質といわれるタンパク質が正常細胞内にできてガン細胞内のミトコンドリアのつぶれた構造がよみがえってくることが知られています。

じつは、これが、ガンの温熱療法の細胞レベルでのしくみです。ガンの温熱治療法は、ガン患者が連鎖球菌の感染でおこる丹毒にかかって三九度の熱が一週間ほど続くと、丹毒からの回復後、ガン(二～三センチくらいまでのもの)も消えて治っていたという例が洋の東西を問わずかなりの数に上ったことから始められました。これは、発熱により高温の環境になって元気になった白血球がガン細胞の膜のほころびをどんどん見つけて破壊し、消化して栄養として吸収し分解して尿や汗として排出してしまったためです。前にも述べましたが、くたびれた細胞やら新たにできたガン細胞は、一日に合計一兆個も新しく新生することを思いだしてください。大体平均で一キログラムの肉が一晩でつくりかわっているのです。そしてこのしくみを担っているのが白血球細胞なのです。たとえば直径二センチくらいのガンは、細胞数にして一兆個の百分の一くらいしかありませんから、スムーズにすすめば、一週間もあれば白血球が貪食し、消化してしまいます。

このように、ガンの自然治癒を導くためには、身体を温めることが何よりも大切です。また、温めるときに人工太陽光線（光健燈）療法を行えばさらに効果が上がることが、わかっていますので、実例を示しながら説明しましょう。

この患者は八十三歳の男性で、大腸ポリープのガンになり、外科では手術をすすめられました。しかし、この年では手術などしたくないので、なんとかしてください、と人づてに私のもとへ診察を受けにやってきました。具体的な症状としては粘液が排出されるだけでした。体温は三六度でした。そこで、鼻呼吸体操を教えて口呼吸を鼻呼吸に改めさせ、さらに体温を上げるよう保温し、自分自身で人工太陽光線照射を行うように指示しました。さらに、食品を選んで胃腸に障害となるものを避けビタミン、ミネラルを十分に補ってもらったところ、粘液の排出が減りました。

この患者は元陸軍の研究官で、既往歴として、毒ガス実験の被験者となったことによる喘息の罹患歴がありました。そのため、呼吸器が不調になると大腸からの粘液が増加していましたが、鼻呼吸によってこれも改善されました。そして現在、初診時より五年経過しましたが、記憶力も発症当時より回復し、粘液の排出もなく、喘息発作も減ってたいへん喜んでいます。この間、三年前に、患者に手術をすすめた外科医が亡くなったという、皮肉なエピソードが残りました。

このように、ガン患者はほとんどの場合低体温ですし、口呼吸があると、好気性菌の細胞内感染でミトコンドリアが障害され、さらに悪循環して低体温になります。そういう人には、ノーズリフト（私が考案した、鼻呼吸を補助する装置）で鼻呼吸トレーニングをして、身体を温めてもらうとほとんどのガンは縮小していきます。もう一つガンの症例を紹介しましょう。

八十六歳の女性の患者は他の病院で末期の胃ガンと診断され、入院しているさなかに、私のところに相談にやってきました。胃ガンという診断が下る半年前から食事量が減り、不規則になり、足がむくんでいたそうです。他の症状として、嘔吐もありました。他の病院に入院して細かい検査をすることになり、内視鏡でバイオプシー（生検）を試みたのですが、胃の中に潰瘍が充満しているのを確認したところで患者の意識が消失したので生検は中止されました。しかし、潰瘍の感染巣に対して抗生物質の点滴投与を行ったところ症状が劇的に改善し、この時点でおかゆ食も可能となりましたので一週間後には退院となりました。この退院の直前の段階で、この患者の家族が私のところに相談にやってきたのです。

私は、「この治療でこんなに劇的に改善するのはガンではないと思います。ガンだとしても、小さなガンでしょう。ですから、食事をきちんとして身体を温めればたぶん回復するでしょう」と伝えました。それまで冷たい水を毎日飲用していましたのでこれを温かいお湯に改めさせました。これだけでも体調は回復します。また、純白米のおかゆのような良質な食事とビタミンの補給を十分にしないと、時として飢餓性の胃潰瘍になりますので、空腹状態が続かないように気をつけてもらいました。

胃ガンではないだろうという診断に、家族はほっとしていました。そして、今やもう七年も経過しましたが、九十三歳になって昨年から始まった痴呆症状が進み、先頃老衰で他界されたそうです。このように、現代医学でガンといわれても、身体を温めて、太陽光線を照射し、ビタミンやミネラルを十分に摂取することで、身体中のミトコンドリアを活性化すれば、仮にガンだとしても進行はほとんど止まって七、八年くらいは生きながらえます。

逆に、抗ガン剤や放射線療法は、まさに私の提唱している治療法とは基本的に相反するものです。これらは、ガン細胞の活動を放射線というエネルギーや化学的な代謝障害剤である抗ガン剤で阻止してガンを退治するのですが、正常な細胞も同時に障害されてしまいますから、ガンの発育が遅くなっても、身体全体のエネルギーが押さえこまれ、結局は死期が早まってしまいます。つまりはやく死ぬのにたいへんお金がかかるという治療法なのです。

前にも述べたようにガン細胞はミトコンドリアがつぶれていて、エネルギー産生が阻害されるために、低体温が慢性化しています。しかし、温熱療法で三八～三九度くらいに身体を温めると、このミトコンドリアの形と機能が回復します。

自然治癒力は新陳代謝の力

ガン患者も他の免疫病患者も、その血液を生きたまま三千倍くらいで観察すると、血液中に黴菌がたくさん混入し赤血球も縦につながっていて、明らかに酸素不足となっています。これに関しては、鼻呼吸体操で鼻呼吸をマスターし、酸素を血流中に十分に取りこむと三十分程度で血液が健康状態に回復します。一見簡単なことに見えますが、こうしたことを日々きちんと行えば、赤血球と白血球の力が活性化され、ガン細胞がどんどんこわされて、ガンの生長は著しく阻止されていきます。肺や心臓が細菌に汚染されている場合には、呼吸体操だけでは血液の酸欠は回復しません。この場合には、一〇〇%の酸素を三十分ほど吸入させて回復します。

ある六十七歳の男性のガン患者（前立腺ガン）の場合も数年前に手術を受けて、抗ガン剤を服用していました。低体温で、強いめまいと不整脈、耳鳴り、首の痛みと睡眠時無呼吸症があり、腫瘍マーカーの値が三三になっていました。そこで、まず、抗ガン剤の服用をやめさせました。そのうえで、ノーズリフトで鼻孔を拡大し鼻呼吸体操をゆっくり行って鼻呼吸を徹底し、咀嚼運動のためのガム噛み療法を行いながら、身体を温めるとともに光健燈を照射するという療法を行ったところ、ほんの十分後には不整脈で四八／分の脈搏が七二／分に回復しました。心筋と咀嚼筋・舌筋は由来が同じ内臓呼吸筋肉ですので、心筋の障害としゃっくりなど呼吸筋の痙攣にガム運動はきわめて有効です。腫瘍マーカーが高値のため抗ガン剤を投与されていましたが、副作用による不調を訴えていましたので服用しないように指示しました。すると、七ヵ月後には腫瘍マーカーが一・三となり、体力・QOLともに回復しました。このケースからも、腫瘍マーカーは、単に身体が酸素欠乏でも高値を示すことが、うかがわれました。

ガン患者はたいてい、腫瘍マーカーをたいへん気にします。しかし、腫瘍マーカーが高いからといって絶望する必要はありません。それよりも、ガンを破壊し、正常細胞化する白血球を活性化するために、ミトコンドリアがいきいきとするような身体内環境づくりをしてください。身体を温めたり、鼻呼吸を徹底したりすることが大切です。そうすれば血液の状態がよくなり、不調を回復するエネルギーが満ち満ちてきます。すると、リモデリング（新陳代謝）の力が著しく増してきて病気は治癒に向かいます。これが自然治癒力であり免疫力の正体です。ガンも含めて、免疫病はどれも、細胞呼吸のミトコンドリアの障害によるものです。ミトコンドリアは、私たちの生命がよりどころとしているエネルギー物質を産生するところですから、ここが駄目になれば、すべてがおしまいなのは当然です。だからこそ、ミトコンドリアが活性化するような生き方をすることが肝要です。生命とは、ミトコンドリアがつくりだすエネルギーの渦が巡るとともにおこる細胞のパーツや細胞そのもののリモデリング（新陳代謝）によって老化を克服するシステムなのです。

安易なステロイド投与による対症療法に注意せよ

今、医療の現場では安易なステロイド療法が蔓延しています。というのも、ステロイド剤を投与すると痛みがすぐに改善するからです。つまり、対症療法としてこれ以上に効きめが現れる薬はないのです。ところが、これを使っている医師の中には、ステロイドが一体何にどのように効いて痛みや病気が一時的にせよ治るのか、と考える人が誰もいません。ただ、症状を止めてくれるから、痛みを止めてくれるから、ということに満足して使っているのが現状です。

ステロイドホルモンはヒトで三十六種以上もあるもので、性腺や副腎のミトコンドリアでつくられ、これらの器官から分泌されます。大半は性ホルモンですが、その作用は全身の細胞の遺伝子の機能に働きます。このうち副腎でつくられる数種類が体全体の細胞のエネルギー代謝の細胞内呼吸に作用します。これらにはミネラルの代謝にかかわるミネラル・コルチコイドと、糖、アミノ酸、脂質の代謝にかかわるグリコ・コルチコイドがあります。これらを合成して医療用としているのがいわゆるステロイドホルモン剤です。このステロイド剤の標的器官、つまりミネラルと糖の代謝を行うホルモンの作用するところも、身体中の細胞のミトコンドリアです。痛みもむくみもミトコンドリアの機能障害でおこりますが、ステロイドで痛みがすぐに消えます。しかし、免疫病に対しては、ステロイドはあくまでも対症療法薬でしかありませんから、使い続けると、薬どころか毒にしかならなくなります。このしくみをまず説明します。

腸を冷やす、あるいは口呼吸によってウィルスや雑菌が腸扁桃の濾胞から白血球に感染すると感染した微生物が血液に乗って身体中にばらまかれ、さまざまな器官を構成する細胞に細胞内感染を生じます。はっきりしない慢性の感染がおこります。病気によっては痛みがでます。この痛みは、ミトコンドリアが本来使うべき酸素が、ウィルスや雑菌の細胞内への侵入によって横どりされ、ミトコンドリアが酸素不足になるために、痛み物質が放出されておこる現象だと考えられます。

もう二十五年くらい前ですが、安易なステロイド治療でひどいめにあった四十歳代の女性の患者がいました。この方は、当初、喉の痛みで紹介されて来院しました。治療を続けるうちに劇的に快方にむかったので喜んでいたのですが、風邪をこじらせてからは、身体のあちこちに原因不明の痛みを訴えるようになりました。主訴の喉の痛みは様々な工夫をしてほとんど問題なくなりましたが他科の領域で痛みを訴えましたのでその都度他科の医者を紹介しました。しかし、他科でも問診をしてもこれといった原因が見あたらず、どうやらこの痛みは心因性のものではないか、ということで数人の医者の見解が一致しました。

そしてある日、どうしても股関節が痛くてたまらない、痛みをとってくれる医者を紹介してくれ、ということで、当然心因痛の診断が下るとの予想のもとに、整形外科のたいへん有能な先生を紹介しました。後に病院長および学部長になられたK先生で、当時は助教授でした。後でわかったことですが、この先生は、対症療法一辺倒で、とにかく痛みをとることのみを主眼に置いて治療をしていた医者でした。当然、この患者にも、痛みのでている股関節にステロイドを注射しました。すると劇的に痛みが消えたので、患者も最初は喜んでいました。ところが、一ヵ月もしないうちに、どんどん痛みが強くなってきてどうにもしようがない、と私のところに戻ってきました。K先生に痛いというと「ヤブですみませんね！」と大きな声で言って、再々ただ同じ注射を股の間にするだけなので、とうてい治るとは思えない、というのです。それに、たいへん御多忙な先生ですから五分程度でそそくさと診察が終わってしまう、とも嘆いていました。そのうちに私に向かって「先生、ひどいじゃないですか、いい先生を紹介すると言ったのに」と怒りをあらわにしてきました。あられもない姿で股に注射されたうえに、痛みがひどくなって、恥ずかしさとくやしさが一緒になったのか、たいへんな剣幕でした。

痛みに苦しむ患者の場合、一度診断と治療を誤ると、たいへん攻撃的な態度に変化することがよくあります。この患者の場合、喉の痛みで私を信頼していたから、「裏切られた」との思いもあり、なおのことです。じっさい、これは私の考えが甘い部分がありました。心療内科、耳鼻科と私の三人の医者が心因痛と診断し、詳しく手紙を書いたものですから、当然、整形外科でもこの股関節痛は心因痛との診断が下ると考えていたのです。まさかこの整形外科の有能な先生が、単なるステロイド注射一辺倒の先生とは夢にも知りませんでした。

もう二十五年も経ってしまいましたが、今の私がこの患者を診断すれば、当然違う診断になったでしょう。当時の状況を思いだしますと、この患者の場合は、ひどい口呼吸と低体温によって股関節部の細胞内感染症がおこり、ミトコンドリアの酸素不足がおこって痛みがでていたのでした。当時はこのように発症する痛みがわからなかったので、私を含め一般の医者は「心因痛」で片づけていたのです。口呼吸を鼻呼吸に改め、温熱療法でしっかり体温を上げ、ビタミンとミネラルを補い、食べものを正して、ゆっくり骨休めの休息をとって身体中の細胞のミトコンドリアの働きを活発にすることで、今ならわけなく治癒を得ることができたでしょう。

ステロイドは急にやめてはいけない

この例でもわかるように、ステロイドは最初のうちこそ劇的に効いて痛みをとりますが、連続して使用しているとどんどん効かなくなってしまいます。そうなると、今度はやめると激しいリバウンドがでるようになってしまいます。ステロイド剤を使うと、患者の副腎のステロイドホルモンの分泌がすぐに激減してしまいますから、急に服用をやめるとたいへんなことになります。少しずつ薬を減らしながら患者自身のステロイドホルモンの分泌を増やす必要があります。

もちろん、ステロイド療法が有効な疾病もたくさんあります。たとえば高山病のように、気圧が低くなることで副腎が機能不全になってしまった場合は、ステロイドホルモンの投与をしないと死ぬこともありえます。こういう場合は純粋にステロイド療法が最善の選択です。それから完全に非感染性の疾患によるショック状態の場合には、ステロイド療法が必要です。たとえば外傷性ショックや歯科や耳鼻科の局所麻酔によるショック、火傷などがそうです。また、赤ちゃんの時に食べたソバやピーナッツバターや生エビのようなタンパク質でおこる食品アナフィラキシーのショック症状にもステロイド療法は必須で、もしステロイドがなければ死んでしまうこともあります。

しかし、ウィルスと細菌感染による炎症に対しては、ステロイドは絶対に使ってはいけません。禁忌の治療法です。たしかに、細菌感染に対してステロイドを使うと、見かけ上、症状はおさまり、まるで感染が治ったように見えます。しかし、じっさいには、感染した細菌が死んだりいなくなるわけではありません。そうではなくて、細菌が細胞の中にすみついて、いわば共存するのを手助けしてしまうのです。

ステロイドが症状を抑えてくれるしくみとは

ステロイドホルモンを使うとミトコンドリアがエネルギーをつくる作業である電子伝達系がひじょうにスムーズに働きます。本来は細菌に感染して阻害されるはずの電子伝達系に見かけ上支障がでません。それまでミトコンドリアの障害がもとでおこっていた症状があまりでなくなります。それで、ステロイドを使うと発赤が消えたり痛みが消えたりするのです。また、ステロイドを使っていると、熱を伴わずにミトコンドリアの電流がよく流れますから、低体温になります。ふつうは細菌に感染すると熱がでて、細菌が顆粒球やマクロファージに貪食され、血液の中から消えていきます。ところが、ステロイドを使っていると熱がでないで、低体温のままで、細菌が貪食されても消化されません。その結果、細菌が細胞の中に共存したまま、症状だけを抑えてしまうのです。一時的によくなったように感じても、細菌が身体中の細胞内に蔓延していますから、少し無理をしたりすれば、また体調は悪くなります。

じっさい、ステロイドに頼った結果、ひどい状態に陥った患者もいました。血小板減少症の男性の患者で、当時はまだ十六歳の少年でした。血小板が千ぐらいに減ってしまって紫斑病まででていたので、親があわてて病院に連れていきましたが、ステロイドを投与したら、魔法のように効いて血小板が正常な数値に戻りました。ところが、医師は、どうして血小板減少症になったのか、ということは全然調べていません。この子の場合は、スポーツのしすぎ、骨休め不足、寝不足、口呼吸に冷たい食べもの・飲みものの摂りすぎ（エネルギー摂取の誤りと腸内細菌の感染）と低体温が重なっていたのですが、医者も親も本人もそれらが原因だとは思っていませんから、生活態度を改めませんでした。その結果、またスポーツを始めて、すぐに今度は脳内出血をおこしてしまいました。再入院して「ステロイドが切れたんだから、またステロイドを」というわけで、ステロイド治療を終えて退院してから私のところにたずねてきました。ステロイド療法で緊急に治してから前に述べたようなエネルギーの制御をきちんとすれば、二度と再発はしないはずです。エネルギーと腸内細菌の感染が原因ということを医者が知らないからこんなことになるのです。「ばかげた生活態度と愚かしい医療を行っているなあ」とつくづくあきれるばかりです。

冷たいものの食べ過ぎによる腸の冷やしすぎ、低体温、口呼吸を直さなければ、細菌は腸扁桃からとめどなく白血球にかかえられて血流に乗って身体中にばらまかれ（播種）、造血系を障害し血小板が減るとともに脳の血管のリモデリングが障害されて若年性脳内出血をおこしたのです。この少年は危うく一生涯を棒に振るところでした。口呼吸と冷たいもの中毒とスポーツがいかに身体をそこなうかを示す典型例です。改めるべきは、子育ての誤りとそれに続く青少年の生き方そのもの、そして、こうした事態を招いている崩壊した日本の医学と医者の治療法そのものです。

ステロイドは徐々に減らして離脱する

こう考えてくると、ステロイドはできるかぎり使わないほうがいい薬です。先ほどは禁忌といいましたが、しかし、患者がすでにステロイド療法を長く続けておりステロイド依存の状態にある場合は、急にステロイドをやめると、死んでしまうことすらあります。ステロイドを徐々に減らしながら症状をやわらげ、病気の原因となっている口呼吸や冷たいもの中毒を改め、同時に体温を上げて細菌を身体からなくしていく、という治し方が正しい治療法です。

たとえば私も、潰瘍性大腸炎でステロイド依存になっている患者のケースで、ステロイドをいきなりやめさせるのではなく、服用量を徐々に減らしながら、同時にしっかりと体温を上げていくことを徹底させて治したことがあります。突然ステロイドをやめるとたいへんなことになりますのでどんな時でも、ステロイドは徐々に減らすのが原則です。この患者の場合は、口呼吸を改め、骨休めを十二分にし、飲みもの・食べものをすべて温かいものにし、湯たんぽでおなかを温め、人工太陽光線の光健燈を照射し、しっかり身体を温めたところ、わずか二週間でステロイドがぬけ、同時にすっかり元気になりました。ただし体調が劇的に改善したといっても、この時期に油断すればすぐに元の木阿弥になりますから、健康になってもすぐに無理したりしてはいけません。くれぐれも体調に気を配り、五年間くらいは体をいたわらなければいけません。

潰瘍性大腸炎は、ステロイド剤を継続的に飲んでいてもすっきり治りきらない病気です。しかし、私のところにくると、大体半月から一ヵ月で劇的に改善する人がたくさんいます。つい先日も、奄美大島からわざわざきた喘息と潰瘍性大腸炎の患者は、一ヵ月半ぐらいでほとんどよくなっていたのですが、あと少しのところで、仕事で無理してしまい熱が再発しまいました。この病気は、腸内細菌の不顕性（はっきりしない）の感染性の病気ですから、治りきるまで無理をしてはいけません。病人なのだから大事をとって、毎日九時間くらいは睡眠をとり、ノーズリフトで鼻呼吸にして、鼻呼吸体操をして身体を温めて過ごさないといけません。この患者の場合も、振り返ってみると、忙しいときはつい口呼吸になっているのに自分で気がついた、と言っていました。病気は、治りきっていないと、こんなちょっとしたことで悪くなるものです。

今まで私は潰瘍性大腸炎をずいぶん治療してきました。とくに、東大病院にいたころは、一回来たきり来なくなってしまう遠方からの患者がたくさんいたので、私も気になって、調べてみました。すると、一回、私の助言を受けて、それをきちんと実行した人は治っていました。先日も、三年ぶりに私のところに診察にきた人がいました。この人は三年前に、ひどい潰瘍性大腸炎だったのですが、一回診察したきり、来ていませんでした。それで、「そのあとはいかがでしたか」と聞いてみると、鼻呼吸グッズを使い、きちんと骨休めし呼吸体操を行い、いいつけ通りにしたら、すっかりよくなって治ってしまったそうです。

なぜ細菌感染にステロイドを使ってはいけないのか

本当は何でもない喉の炎症なのに、難病と誤診され、大阪大学でひどいめにあって私のところにやってきた子供の患者もいました。この子供は、ひどい口呼吸の子供で、その「難病」はステロイド療法でも治らず、両頬がむくんでムーンフェイスになっていました。ついに何も効かないので医師は免疫抑制剤のシクロスポリンを使いはじめましたが、さすがにそうなると、親が心配して、他の治療はないかと私のところへやってきたのです。

喉をのぞくと喉の扁桃（口蓋扁桃）がアーモンドのようにぷっくりと暗赤色に腫れていました。喉が腫れるたびに近所の内科医院にかかっていたのですが、あまりに炎症が頻繁におこるものだから、もっといい病院に行って診てもらおうと思い、大阪大学の付属病院に入院したとのことでした。阪大病院では、とにかく徹底的に検査を繰り返すのですが、なぜか喉を見たり、身体を診察したりということはほとんどしなかったそうです。ひたすら血液検査やレントゲンや尿検査など、試験管でできる検査ばかりやっていました。喉が腫れているといって病院に来ているのに、喉の炎症については、医者はほとんど気にもとめず、炎症の存在すらチェックしていませんでした。そもそもこの喉の炎症は口呼吸が原因だったのですが、これについては近所の医者も大阪大学の医者もまったく気づいてすらいませんでした。

そして、阪大病院の医者は患者ではなくその検査データを見て、「CRPの値が高い、これはマイコプラズマ肺炎だ」と診断しました。CRPというのは、Cリアクティブプロテインの略で、この値は通常は、腸内常在細菌など無害な細菌によるはっきりしない感染があるとき検査値が上がります。この子の場合、喉の炎症のひどさを見れば、CRP値の上昇がこの炎症から来ていることはすぐにわかるはずです。ところが、大学病院の医者たちは、患者を診ずに、漫然とレントゲン写真を眺め、検査結果を議論して、結局、肺の特殊な感染症であるマイコプラズマ肺炎だろうと結論したわけです。それで、マイコプラズマによく効く特殊な抗生物質を長期間投与したが、効くわけがありません。検査データが下がらないので今度はやみくもにステロイドホルモンを服用しましょう、という指示がでました。

ところが、ステロイドは本当は黴菌の感染には禁忌（使ってはいけない）のはずです。また、処方された抗生物質もマイコプラズマに効くものですが、普通の細菌には効きません。この子供が苦しんでいる喉の感染はマイコプラズマによる炎症ではありませんから、いくらこの薬を飲んでも、当然、喉の炎症はまったく治りませんでした。

大阪大学では、ついに万策尽きて、免疫抑制剤のシクロスポリンを使い始めましたが、細菌感染による炎症にこれを使えば、白血球の力をそぎますから、もうあとは身体中が黴菌だらけになって、数年のうちに多臓器不全で死ぬのを待つばかりになります。それで、この子供の親がさすがにおかしいと思って、いろいろ調べて私のところにやってきたのでした。これは「今、大学病院があぶない」ということを端的にしめした例です。こんなでたらめ治療は、一般の町医者ならまずしません。

この子供の患者も、見当違いの抗生物質、ステロイド投与のはてに免疫抑制剤の服用が始まってムーンフェイスになってやっと、親が先を案じてわざわざ大阪から東京までやってきたのでした。それで、私は「もう大学病院へは決していかないように」と指示しました。そして、まったく違う治療の方針を立てました。まず、見当違いの抗生物質をやめさせ、喉に感染している細菌に効く抗生物質を短期間だけ服用してもらいました。これは安全で安価な三十年前から使われている抗生剤です。これで、喉の細菌感染はすぐに治りました。そして、ステロイドに関しては、いきなりやめるとリバウンドがでるので、徐々にやめていくようにと指示しました。この患者の場合はすでにステロイドを服用して長く、量も多かったので、急にやめると危険です。少しずつ量を減らしていくと徐々に自分の副腎でステロイドホルモンをつくって分泌しますから、当然病気は快方に向かっていきました。

そして、この本では何度か繰り返しますが、ステロイドというのはバクテリアやウィルスの感染に対しては絶対に禁忌の薬です。ステロイドホルモンは抗生物質のように細菌を活動できなくするものではありません。細胞内に無害の細菌が感染していると、細胞のミトコンドリアの機能が麻痺してATPというエネルギー物質をつくることを阻害されますから、細胞の働きが悪くなります。ところが、ステロイドホルモンはミトコンドリアの働きをやみくもに助けてATPを供給しますので、細菌が細胞内にあっても、細胞の働きを回復させて元気にしてしまいます。何をするにしても、エネルギー物質が必要ですが、ATPが供給されていれば、細菌が感染することによってできてくるかゆみ物質なども分解してしまうので、いったんは症状が収まるのです。しかし、これは薬がきれれば元の木阿弥となります。細菌を排除したわけではないので、身体中に細菌が蔓延してしまい、それを抑えるためにはさらに大量のステロイドが必要となり、やがて、手のつけられない細菌感染をかかえながらステロイド依存状態へと陥ってしまうのです。

ウィルスと細菌感染にステロイドを使ってはいけない、ということは、細菌学の教科書にも書いてある医学の「いろは」の常識中の常識です。しかし今の医療の現場では、これらの病気が雑菌の感染であることを知らないのです。それで禁忌の治療をしているのが実態です。「自己・非自己の免疫学」はまさに日本のおおかたの医者をまったく愚かにしてしまいました。明治時代の森鷗外の脚気の罪と育児における厚生省の誤りの罪に匹敵するほどの、わが国の国民に対する犯罪行為です。

ステロイドホルモンを使うと、たしかに目に見える炎症は緩和されるのですが、それは原因となる腸内細菌の細胞内感染症を治しているのではなくて、やみくもにミトコンドリアを働かせてATPをつくり、それで症状を抑えているだけなのです。ステロイドは長く使っていると、効かなくなっていきますから、最終的には免疫抑制剤の投与が始まります。免疫抑制剤を使うと、免疫の働きが抑えられますが、その実態はといえば、白血球が細菌に反応しなくなるということです。こうなるともう、生命活動そのものが抑えられているのも同然です。ありふれた喉の感染を見落として、医者が死に至る病をつくりだしているのです。

免疫病は、身体を温め、鼻呼吸・骨休めで治る

よほど特殊な原因がからんでいないかぎり、私の鼻呼吸・骨休めと食餌療法のマニュアルにきちんとしたがっていれば、大腸性潰瘍炎も含めて多くの免疫病は、二ヵ月で進行が止まるか治癒が得られます。早い場合は一ヵ月で治る人もいます。きちんとマニュアルを守っているのに二、三ヵ月で体調がよくなったのに検査データが悪いという人は、必ずといっていいほど難病の主治医のだしている薬がやめられない人です。今の誤った免疫学では主治医の薬を飲んでいるかぎり際限もなく悪くなります。こういう医者は、飲んでいない薬を飲んでいることにしていれば、よくなると薬が効いたといって大喜びします。

四ヵ月前に大阪からクローン病の三十歳の若者が受診しました。鼻呼吸・骨休めのマニュアルをきちんと守り、食事内容も指示通りにすると、ゆっくりと下痢も止まり、体調も回復しましたが、CRPが（5、4）と上昇し白血球が8000と徐々に増えてきました。これは薬のせいとしか考えられなかったので、服用している薬の名を聞くと、案の定免疫抑制剤

でした。再発が心配でどうしてもこの薬は飲んでいたい、というのです。しかし、もしこの薬を服用していなければ、もっとはやく下痢も止まったはずです。私がそう説明をすると、やっと患者は納得して薬をもらっても飲まずにストックすることにしました。本来はそんなことはしたくないのですが、薬を服用しないというと主治医からいじめられるから、しかたなくそうするのです。

つまるところ、私たちが健康に生きていくためには、しっかりと休息をとることが大切なのです。最近、ストレスがとても身体によくない、健康を害す、といわれていますが、ストレスとはエネルギーの総称であり、これは簡単にいうとネガティブの負荷をかける悪いエネルギーです。たとえば、重力エネルギーや過冷・過熱のエネルギーなどもストレスの一種であって、過労、慢性疲労のもととなり、ミトコンドリアの働きを大きく阻害してしまいます。なかでも、ミトコンドリアの働きに直接ダメージを与えてしまうこと、たとえば、身体を冷やすことと疲れをためることほど、身体にとって悪いことはありません。対人関係のストレスも生命エネルギーです。人の死や大地震もストレスで、とり返しのつかない「事実」が負のエネルギーとして影響を及ぼします。これらのエネルギーは生体防御機構の脳下垂体―副腎系に作用し、ステロイドホルモンの分泌量に影響を与えます。このしくみを明らかにしたのが、有名なハンス・セリエの「ストレス学説」です。

第八章　現代の免疫学では病気を治せない

膠原病やガンをはじめとする免疫病が難治化している背景には、そうした病気を理解するための免疫学に問題があります。今、日本の免疫学では自己・非自己の免疫学というものが主流です。これは、免疫とは自己を非自己と区別・認識するシステムである、という理解です。たしかに、一面的には正しい理解です。臓器移植をするときに拒否反応をおこしたり、違う血液型の血液を輸血したりするときにおこる反応は、たしかに免疫システムのそうした一面が担っているものです。しかし、私たちの身体に備わっている免疫というシステムの本質は、そんなことではありません。自己・非自己という概念で免疫を捉えることはひじょうに一面的な理解でしかなく、そこにこだわっているかぎり、免疫システムがまさに「本業」

として担っている「病気（疫）を免れる」という働きがまったく把握できなくなります。

必要以上に重要視されている自己・非自己の免疫学

では、病気を理解するうえで根本的に問題のある自己・非自己の免疫学がなぜ必要以上に重要視されているかというと、これが、臓器移植に関して、意味をもってくるからです。世界でいちばん臓器移植が盛んなのは、アメリカです。アメリカでの移植手術の隆盛が、自己・非自己の免疫学にお墨付きを与えているところがたぶんにあります。そしてアメリカの移植手術の隆盛は、経済原理に支えられているのです。

アメリカの移植手術は、内容にもよりますが、一昼夜の手術で手術料が一億円になることもめずらしくありません。となれば、病院や医者にとっては、これほど経済原理にかなったことはありません。一日で一億円もかかってしまう手術も、アメリカ人の「人の命は大切だ」という強い思想に裏づけられて、行われるわけです。必要とあらば、心臓一つを運ぶのにヘリコプターを使い、その運送料だけで数百万円になることもしばしばです。もちろん、こんな巨額の手術を普通の人が個人で負担できるはずがありません。アメリカの場合は、ほとんどすべてが寄付金を集めた基金でまかなわれています。

ところが、日本にはそうした基金はほとんどありません。ときどき「難病の子供にアメリカで手術を受けさせたい」という目的で一時的につくられる基金はありますが、個人的なものばかりで、継続的なものはありません。それでも、日本の医者たちはアメリカ一辺倒ですから、アメリカでやっている「最先端の」移植手術を日本でもやってみたい、と思うわけで、現在では大学病院などで行われる移植手術は公費でまかなおうという方向になっています。これは、私はよくないことだと思います。移植手術にかかる莫大なコストを考えると、すでに破綻しかかっているわが国の国家予算は、さらなる医療費の増加で破綻しないはずがないからです。私が臓器移植に反対するのは経済的な理由からだけではありません。『内臓が生み出す心』（ＮＨＫブックス）で書きましたが、内臓が生きているかぎり、その人の心は生きていて、決して死んでいないからです。

また、移植術を行っている医者たちの生命理解のまずしさ、生命観の幼さも反対の理由です。『内臓が生み出す心』でも取りあげましたが、心肺を同時に移植されたクレア・シルヴィアは、明らかに口呼吸で心筋症と間質性肺炎になった人です。激しいスポーツなど決してしてはいけないのにダンスを続け、肺も心臓も黴菌だらけになって使いものにならなくなったのです。自分の欲望に溺れたうえに不摂生し心肺を駄目にしたわけで、自分の身体を粗末に扱ってぼろぼろにしておきながら、さらに、交通事故で仮死状態に陥った人の心肺を取り上げて自分のものとして、生きながらえているのです。仮死状態の人は、決して死んでいたわけでもありませんし、その証拠に、その人の心はクレアの中に、心肺を通じてよみがえりました。仮死状態のままケアを続けて、もし手当てがうまくいけば生き返ることがあったかもしれません。自分の欲望に溺れて病気になった人の生命が助かって、不運な事故で仮死状態になった人が殺されてしまうという矛盾に、私は臓器移植の問題の本質的誤りを強く認識せざるを得ません。

移植で手柄を立てたい日本の自称「最先端」医者

それでも、日本の「最先端」の医者は、移植がしたくてしようがありません。日本大学・医学部の林成之先生によって低体温療法による脳蘇生術というものが開発されました。これは、頭部の外傷や脳血管障害に効果があるとされていますが、この手術法に関して、一部の移植医学を推進したがっている外科医たちが不快感をあらわにしています。「あんなことをすると移植ができなくなる」というわけです。つまり、脳障害で亡くなる人が減ると、移植手術に使える臓器の提供者が減る、というのです。そこには、「とにかくたくさん移植手術を行って、それを自分の実績にしたい」という発想しかありません。その裏側に見えるのは、経済原理の追求と、じつにレベルの低い学究心です。「移植手術をたくさん行って実績にする」ということは、他人の編みだした手術に習熟して症例を積むというだけのことであり、学術的には何ら新しいことを見つけだすわけでも追究するわけでもありません。自ら

「私は二流の外科医です」と言っているようなものです。

その意味でも、日本には一流の外科医が少ないといわざるを得ません。一流の外科医の使命とは、今までできなかったこと、誰もやっていないよりよい手法に挑戦し、治せなかったものを治せるようにし、手術を小さくやさしく、最終的には無駄な手術を極力なくすよう努めることです。たとえば、日本大学の林成之先生は低体温療法によって今まで回復できなかった脳血管障害患者を回復できるようにし、脳蘇生を可能にしたという意味で一流の外科医だといえるでしょう。ところが、そのほかのたいていの医学者はアメリカやヨーロッパでやっている最先端の手術をとにかくやりたい、という気もちしかありません。他人が開発した手術を後追いして症例を積んで、それで喜んでいます。

このように移植手術をめぐる日本医学界の嘆かわしい状況をみてくると、日本医学界の今のアメリカ追随主義が如実に現れているところが大きいといえるのではないでしょうか。しかし、何もかもアメリカのまねをしていればいいはずがありません。アメリカが移植に熱心なのは、先に述べたように経済的理由が大きいのですが、そうした移植手術への飽くなき追求を支える社会的背景としてアメリカには移植というものを進んで受け入れるキリスト教文明の精神があると思います。

ホールステッドの『脊椎動物の進化様式』という本によれば、〝キリスト教の起源は「食人の習慣」のある部族の宗教で、つまり共食いをする部族の宗教がその源にあります。そして指導者の霊力を受けつぐのが食人の主旨だ〟とあり、これをビスケットとブドウ酒に代替したのが、かの有名な人の子イエス・キリストだというのです。肉体を弟子に喰われ、その血を弟子にすすられたのでは仮死状態からよみがえるべき肉体が消滅してしまい、生還することができなくなってしまうからです。こうして最も重要な肉体をパンとブドウ酒で代替して十字架の仮死状態からよみがえったのがイエスの史実と考えられます。あの刑で本当に死ぬには一昼夜の時間が必要です。臓器移植手術は食人と同じ事象（こと）なのです。このような宗教にとって、仮死状態のヒトの臓器は当然のこととして使うことができるのです。かつて日本人留学生がフランスでおこした殺人の後の食人の事件を思いだしてください。西欧キリスト教文明国で、食人を殺人罪で罰することができない背景には、深い宗教上の裏づけがあるのです。

一方、日本は、その基礎の部分に仏教や神道が染みわたっています。とくに、仏教の教えは、自分を生かすために仮死状態の他人の臓器を使ってもいい、と考えるアメリカ的な考え方とは相容れないものがあります。たとえば、「捨身飼虎図」にもあるように、前世でお釈迦様は、おなかの空いた虎のために、自らの身を投げだしました。他者、しかも動物のために自分を投げだす思想です。アメリカ式の移植の思想とは、正反対のように思えます。

自己・非自己の免疫学は特殊な実験医学に基づく特殊な考え方

自己・非自己の免疫学というのは、もともとフランスのル・ドワランという女流学者が胎生期（卵の中で孵化している最中の胎児）のウズラとヒヨコ（ニワトリ）の脳や神経堤を交換移植して、ウズラとニワトリのキメラ（合体）をつくったことから始まった実験に基づく組織免疫反応を扱った学問です。ウズラの翼をもつニワトリができて、やがてニワトリの白血球で消化されて翼がくずれて死んだ現象に、ル・ドワランは、そのとき細胞（白血球）の貪食反応を目のあたりにして驚いたのでした。つまり、細胞が細胞を消化する細胞免疫・組織免疫というのが存在することに気づいたのです。以来、この細胞免疫を扱ったものを「免疫学」と誤ってよんだのです。出発点からして移植実験で知られた白血球の細胞消化力を免疫能力の全般と誤解して医学の病気のしくみの解明にあてはめたものですから混乱が生じたのです。じっさいには移植実験に限られた組織免疫学の意味合いの強い学問であり、じっさいの病気のしくみや病態とは無縁のものです。ですから、自己・非自己の免疫学をいくら追究しても、病気を治す方法は見つからないのです。それなのに、現在の免疫学では、「自己・非自己の免疫学」が肩で風を切って一人歩きしているために、治せない医学の問題が一向に解決しません。

白血球は細胞のリモデリング（新陳代謝）を担っている

私たちの身体の細胞は一晩で一兆個（約一キログラムの肉）がつくりかわります。古くなった細胞は、その膜がほころびておそらく適合抗原が露出してきて白血球に感知され、それでこわされるのではないかと考えています。また、ガン細胞のような異常細胞ができてもちゃんと感知されます。白血球がいきいきしていれば、たとえガン細胞ができても、そのガン細胞の膜のほころびを白血球が見分けてこわしてくれるはずなのです。じっさい、たとえ健康であっても、一人の成人の身体の中では、一晩に三千粒のガン細胞が生まれます。それでも、ガンにならないのは、そうやって白血球が処理しているからです。今、ずいぶんとガンや良性の腫瘍にかかる人が増えていますが、これは骨休め不足や冷たいもの中毒がたたって、白血球が一晩でできた、三千粒のガン細胞を始末しきれないからだと考えられます。一晩ごとに毎日きれいに掃除をされていれば、ガンにはならないはずです。

老化して異常を来した細胞、ガン化した細胞を白血球が感知するのに、細胞膜上にある主要組織適合抗原ＭＨＣという糖タンパク質を使って感知します。ＭＨＣという名前は、Major Histocompatibility Antigen Complexという英語を直訳したもので、他人の臓器を移植したときに、その組織が宿主の細胞（白血球）の膜の抗体と適合するかしないかを決める主な抗原という意味です。移植の際におこる免疫反応の研究で注目されたために、このような名前になりました。臓器移植をすると、不適合の場合の拒絶反応が強くおこりますが、このとき、自分の組織と他人の組織を見分けているのがこの抗原だということで、このような名前になっているのです。このＭＨＣを細胞膜にもつ動物は、じつは、脊椎動物の進化の第二革命である上陸劇をはたした高等動物だけです。とくに白血球の膜に存在しますから、ＨＬＡ（Human Leukocyte Antigen）ヒト白血球抗体とよぶこともしばしばです。したがって下等動物や単細胞の細菌やウィルス、原虫や寄生虫はもっていません。それでこれらの生物はたいてい私たちの身体に寄生したり細胞内に感染したりすることができるのです。ＭＨＣで反応して排除される、ということがないのです。

ＭＨＣは移植免疫で発見されたために自己・非自己を見分けるためのものだと思われているのですが、じつは、このＭＨＣの仕事は、それがメインではありません。白血球が自己・非自己を見分けるのはあくまでもついでの仕事です。そうではなくて、旧くなった細胞をそのほころびた膜で見分けるのが白血球の膜にあるＭＨＣの本来の仕事です。見分けて膜を破って消化し、使えるものと老廃物に分けて細胞のリニューアル・再生に供します。古くなった組織の細胞の間近には未分化細胞が待機しています。この細胞が次々に新生してくるのです。ついでガン細胞や良性腫瘍細胞を見分けるのですが、これらはともにほころびが少なくてなかなか見分けがつかないため、白血球による貪食でガンの自然治癒がおこるのはそう簡単ではないのです。良性腫瘍は、悪性腫瘍のガン細胞や肉腫細胞よりもさらに見分けがつきにくいものです。

このように、リモデリング＝新陳代謝のシステムがこのＭＨＣの本態です。しかし、自己・非自己の免疫学では新陳代謝という言葉が蒸発したかのごとくなくなってしまいました。先に述べましたように、一晩に一キログラムの肉がリモデリングして新旧（新陳）交代（代謝）しているのに、自己・非自己の免疫学では一キログラムの肉がつくりかわるシステムそのものがど忘れされているのです。こんなでたらめな考え方の免疫学で病気が治せるわけがありません。

白血球の力は身体を温めると強まる

さらに、白血球の細菌などの貪食と消化の力と細胞消化力、すなわちリモデリングの力は、体温を一度から二度高くすると強まります。ガン細胞を含めたすべての異常細胞の破壊と細胞の新生力をうながすのが三七〜八度の体温上昇です。逆に弱めるのが低体温です。ですから、ウィルス感染や細菌の細胞内感染によって細胞膜に異常をおこした器官の細胞を見分けて排除するのは、じつはＭＨＣという抗原の本来の仕事ではないのです。ウィルスや細菌をとらえて消化できるのは白血球だけです。本来哺乳動物であるヒトが猿人のごとく話すことが不得手で、したがって口呼吸ができなくて、暗くなれば眠り、冷たいもの中毒にならなければウィルス感染以外の感染はほとんどおこりませんし、現在の慢性病の原因となっているような腸内細菌による細胞内感染症は絶対におきません。

じつは、細胞内感染した細胞の膜は破壊しづらいものです。細胞内感染してしまった細胞に対しては、抗核抗体をつくって液性免疫で対応するしかなく、免疫システムも手をこまねいているのです。だからこそ、腸内の常在性の細菌など雑菌による細胞内感染でおきる免疫病は自然治癒しにくいのです。

このように、私たちの身体に備わった免疫システムは、本来移植免疫のためにあるわけでも、自己・非自己のためにあるのでもありません。そもそも自然界には移植のような現象はありませんから、移植に際しての自己・非自己を見分けるためだけにこんな機能が存在していると考えるほうが、自然科学の常識から外れているのです。

ノックアウトマウスを使った実験への疑問

さらに、現在の自己・非自己の免疫学者たちがこぞって行っている、ヌードマウスによる実験についても、私は疑問をもっています。ヌードマウスというのは、突然変異によるノックアウトマウスの一種です。ノックアウトマウスというのはある種の遺伝子をノックアウトしてなくしてしまったものです。そうすると、身体の一部の発達が損なわれたり廃絶したりするおかげで、さまざまな実験ができるようになります。ヌードマウスというのは、毛がないのでそういう名前がついているのですが、これは、外胚葉性の臓器を発達させる遺伝子がなくなっているので、毛もありませんし、また外胚葉からできる胸腺がないといわれています。胸腺がなければ、胸腺でつくられる白血球のT細胞がないわけで、組織免疫の白血球が働かないから、ヒトのガン細胞を移植しても簡単につくようになります。よくニュースで「ガンに関する新しい発見が、マウスの実験で証明された」などと報告されたりしますが、あの場合のマウスは、たいていこのヌードマウスです。正常なマウスには正常な胸腺があり白血球が働いているので、他の動物のガン細胞を移植しても免疫系の働きで移植された細胞が拒絶されます。しかし、胸腺がなければ、白血球の働きが抑えられるため、白血球も働かず、他の動物のガンが体内で育ちます。

しかし、胸腺が廃絶されているからといって、完全に外胚葉性の臓器が廃絶されているかというとそうではありません。たとえば、皮膚も外胚葉性の臓器の一つですが、ヌードマウスにも皮膚はちゃんとあります。すると、皮膚にも外胚葉性の臓器がもっている免疫系の機能はありますから、免疫系が完全に廃絶されているとはいえません。つまり、いま医学研究の現場で行われている実験の免疫学は、実験の土台そのものが誤りを招きかねない危険性をはらんでいるのです。自己・非自己の免疫学の研究者たちは、その危険性についてほとんど認識していません。一度、ある人が実験系をつくり、それがたとえ誤っていたとしても一応認められて多数派になると、あとは何も考えないでこの実験系を使うのです。ノックアウトマウスを安易に用いるのはひとえに、「すでに確立した系であり、実験が容易だから」という理由からです。

『ニワトリの歯』という、スティーブン・J・グールドという有名な進化学者の書いた本にもでていますが、ある研究者は、ノックアウトマウスと胎生期のニワトリの胚を使ってニワトリの歯をつくることに成功しました。胎生期にはニワトリは組織免疫が眠っています。そしてヌードマウスも組織免疫がありません。これを免疫寛容といいます。哺乳動物や鳥類の胎児はすべて免疫寛容になっています。ニワトリには歯がありませんが、歯の遺伝子は細胞内にもっています。これを使って実験するのです。胎生の初期に発生する歯堤（歯をつくる外胚葉の部分）の細胞の歯の遺伝子は歯をつくるばかりに機能発現しかかっています。この部分を取りだして、ヌードマウスの目の中に、別のマウスから取りだした歯堤といっしょに植えると、歯ができます。こういうフランケンシュタインのような実験も免疫性がないノックアウトマウスでは可能です。

しかし、このような特殊な動物を使った実験に果たしてどれほどの意味があるのでしょうか？　厳密にいうとひじょうに疑問だと思います。たとえば、日本ではマラリアの研究がさかんで、ヌードマウスを使った研究が行われています。しかし、そういう実験でマラリアが治る方法につながるのかといえば、ほとんど意味がないとしか言いようがないのです。普通に免疫系を備えている人間がどうしてマラリアにかかるのか、どうしたらそれを治せるのか、という目標が、免疫系を排除したマウスを使った実験で達成できるのでしょうか。マラリアの研究をするなら、マラリアの患者がたくさんいるところで、患者たちの病態と徹底的に向き合う以外に、意味のある研究はできるはずがありません。では、なぜこれほどまでに日本でマラリアの研究がさかんなのでしょうか。それは、お金（補助金など）の取りやすい研究だからです。そして、お金を取るための実験結果がいともたやすくレポートしやすい形でできるのが、ノックアウトマウスを使う実験なのです。

さらにいえば、ノックアウトマウスを使った研究で何か目新しい現象が観察できれば、すぐ専門誌が載せてくれるという要因もあります。この方法をあみだした研究者が論文審査のジャッジをやっている専門誌も多く、その場合はなおさらです。専門誌にでれば箔もつくというので、東大の内科の教授などはこぞってノックアウトマウスの実験にはげんでいます。この手の研究は、すべて脊椎動物の進化の法則を無視する奇形の研究ですから、健康な胎児を育て健康児を生むための法則性を究明する医学の目的にはかなっていません。「ネイチャー」にでたといって鼻高々で、得意になっていた前の内科のY教授もいましたが、しかし、病気を治すという観点から見たら、いったいその研究になんの意味があるのか、と聞いてみたいものです。流行に乗って遺伝子さえいじっていればもう十二分に満足して悦に入っているのです。今の東大医学部の最先端の研究といえば、そんなものばかりです。その後をついだ血液内科の教授も、数々の学会賞を受賞しましたが、教授に就任して三ヵ月ほど後に五十歳で心臓発作で逝去されました。質量のない物質（地球の重力エネルギー）をまったく無視した生活を続けていた結果です。自分が早世してしまうような医学研究の内容に対して学会賞が与えられるとは、いったいどんな医学的な意味があるのでしょうか。

自己・非自己の免疫学のはじまりは、前にも書きましたが、ル・ドワランという研究者の行ったウズラとニワトリのキメラをつくる実験でした。これでわかったのは、胎児の世界では、異種間で移植が可能であるということです。いわゆる免疫寛容とよばれる、組織免疫反応のおきない世界です。それが、胎児から成体になっていく過程で重力作用を受けて、主要組織適合抗原の遺伝子の引き金が引かれ、白血球の細胞膜の上にこの主要組織適合抗原という糖タンパク質が発現するようになると、結果として自己と非自己を見分けて非自己の高等動物の細胞を拒絶する機能が発現します。

つまり免疫寛容という状態は、免疫を発現する遺伝子はあるけれども眠っているという状態です。それが重力作用で遺伝子の引き金が自動的に引かれて、自己・非自己が作動して、主要組織適合抗原があわないと排除しあうようになるのです。ですから、ル・ドワランのつくったウズラとニワトリのキメラもやがて死んでしまうのですが、それは、成長とともに免疫系が発現し、組織免疫反応がおこるからです。身体の中では、白血球が働きだし、その膜のMHCで移植された細胞を見分けて膜を消化してこわしはじめます。その結果、その移植した部分がくずれて死に、その細胞毒性でやがて死に至るという現象を観察した、それがル・ドワランの業績で、自己・非自己の免疫学というのはそれ以上のものでもそれ以下のものでもないのです。

第九章　生命の謎を解く究極の免疫学

免疫とは何かを本当に理解するためには、その成りたちを生物進化学から捉えなおすことがまず必要です。

高等動物の細胞の遺伝子の発現機構は発生の過程で生長によって時間とともに変わっていきます。これは、英語でヘテロクロニーといいますが、クロニーは時間という意味で、文字通りに訳せば、時間差発現という意味になります。具体的に理解するために、私たちの身体が受精卵から分裂を繰り返して完成するさまを想像するのがいいと思います。

受精卵はたった一粒の細胞にすぎません。それが、分裂していく過程で、まさに十九世紀の生物学者ヘッケルが主張したように、個体発生が系統発生を繰り返していきます。受精卵はどんどん細胞分裂して姿が変わっていくのですが、そのようすがまるで、進化の過程をなぞっているかのようなのです。受精卵はたった一つの細胞ですから、私たちの生命のはじまりはまさに単細胞動物です。それが時間とともに分裂し、多細胞動物としてどんどん形が変わっていきます。そして、その形の変化は、まるで別の生物に変わっていくかのように、劇的なものです。まさに本当に個体発生は一粒の細胞だった原生動物から多細胞動物へと進化を再現しています。

胎生期のヒトは進化をなぞるように大きくなる

では、どういうしくみで、たった一個の受精卵の単細胞からそれほど多様に形を変えていくことが可能になるのでしょうか。それは、遺伝子の中の発現部分が、時間の経過とともに変化するからです。最初のうちは、太古の遺伝子に相当する部分が発現していますから、その姿も太古の単細胞動物のような形です。ある時期がくると卵割がおこり、多細胞になって桑実胚となります、やがて体節のない原腸胚に分化し、ホヤや一個体のイソギンチャクみたいな姿になる時期があります。そして、時期がくると体節ができます。これが神経胚のはじまりです。最初のうちは、体節はせいぜい二つか三つしかありません。つまりそのときは原始系の体節遺伝子のうち二、三個の体節しか遺伝子ができていないのです。そのうち、時間がたつにつれて遺伝子重複がおこり、遺伝子が増えるとともに、体節が増えていって、神経胚期が完成します。これで体節がすべてそろった脊椎動物の基本形ができます。次は部分ごとに変化をもたらす遺伝子が発現していきます。

たとえば、鰓のできる時期がヒトでは受胎後三十一日頃で、これを鰓腸胚（さいちょうはい）といいます。その後には、鰓がふさがってきて、外鼻と口がネコザメそっくりのつながった形になってきます。それから鼻と口がそれぞれ融合して分離していきます。ちょうど鼻の下の切れめがふさがるのが受胎後三十二日めのこの時期ですから、この時期に母胎の酸素不足が起こると、胎児の血流が障害され、その結果鼻孔と口腔を形づくる融合の障害がおこります。これが兎唇や口蓋裂です。こうした過程を経て、まるで生物の進化をひととおりなぞるように変化した後、ヒトの身体は胎児として完成します。じっさいにもヒトの胎児の三十四日めの顔の形は、本当に成体のネコザメの外鼻形および口の形と同じです。フィレンツェ大学のラ・スペコラ博物館には胎児や子宮内の胎盤内胎生の見事なロウ模型が二百年前から現在まで展示されています。胎児の模型を見ていると、まるで「私たちの祖先は本当にフカだったんだ」といっているようです。

日本語では受精卵のあと出産されるまでずっと「胎児」とよびますが、英語ではこの時点で区別をしていて、それまでをエンブリオ、それ以降をフィータスといいます。フィータスになったとは、ヒトとして完成した形ですから、あとは生まれるまでただただ大きくなるばかりです。ヒトではエンブリオ期は受精してからわずかに五・五週間（三十八日）で終わります。この時間はひじょうに厳密です。これが、生物の進化に当てはめるとちょうど、デボン紀の脊椎動物の上陸劇に相当します。

母胎内の個体発生ではヘッケルが発見したように、系統発生の進化の過程が再現されているのです。先カンブリア紀の多細胞動物の発生から数えて胎児の期間はほぼ八億年程になりますから、一年近い母胎の環境は胎児にとっては八億年に相当する地球環境と同じです。エンブリオ期の一日は二百二十万年に相当します。一時間は九万年になりますから、この時期には刻一刻と大切に母体を養わなければいけません。多忙やストレスやトラブルで睡眠不足になったり、冷たいものを飲食して体温を下げたり感染症を招いたりしてはいけません。受胎後三十八日までに母体の酸素不足や骨休め不足が著しいと、容易に赤ちゃんの内臓奇形が発生するからです。

エンブリオ期までは、すべての動物で、だいたい形が共通しています。しかし、さらによく観察すると軟骨魚類のドチザメ型（Triakys）と両生類・爬虫類・鳥類の発生過程が同じ型で、ネコザメ型（Heterodontus）と哺乳類の発生過程がまったく同じ型となっています。これはそれぞれ前者の原形、つまり祖先形がドチザメ型で、後者の祖先形がネコザメ型であることを意味します。エンブリオ期の種々のタイプが勾玉で鰓腸胚勾玉、神経胚勾玉がありますす。勾玉は生命の象徴で皇祖皇宗の三種の神器の一つです。わが民族の守り神として、仏教が伝来するまではとくに大切にされました。勾玉は「真が魂」つまり本当の生命という意味です。古代人はすべての動物に共通した形を孕の中に内臓脳、つまり大脳辺縁系で観察して理解していたのです。

ダーウィン主義では進化の本質は捉えられない

二〇世紀には進化を学術的にきちんとつきつめて研究した学者は、私の見るところ皆無でした。進化論といえばウォーレスやダーウィンに始まり、メンデルやドフリースやワイスマンらの諸説が入りくんで、動物や植物、細菌や昆虫まで何もかも、まるでおもちゃ箱をひっくり返したようにごちゃまぜのまま研究し、結果としては、ただ漠然と、とにかく突然変異と自然淘汰という、非科学的なプロセスで進化がおこる、と乱暴に結論づけていたのが二十世紀の進化論でした。ダーウィンの進化論の中心に適者生存という考えがありますが、適者生存とは、生存したものを適者と誤解しただけのことです。生き残ったものが適者であることは検証されていません。適不適は誰がどのような基準のもとに決定するのでしょうか。その疑問にはまったく答えていないのです。

ダーウィンの進化論に散見するこのような学問的に幼稚な発想は、二千数百年前のアリストテレスの時代の目的論や、キリスト教世界の自然神学の考え方に通じています。じっさい、ダーウィンは、ウエッジウッドの遺産を引き継いだために、家業の医者にならなくても生計が立つようになったため、また、野蛮な解剖学を嫌ったため、エジンバラの医科大学からケンブリッジ大学の神学部に転身して博物学をおさめました。じつは、当時最も学術の世界で位の高かったのが神学で次いで法学、いちばん下が医学でした。結局のところ、ダーウィンの進化論は、ウォーレスの考えを横どりするがごとくご都合主義で取りいれて急ごしらえした、まさに、自然神学に基づく進化の予定調和説の亜流の考えでした。

じっさい、ダーウィン主義者が席巻した二十世紀には、進化の本質に基づいてこの学問と取りくんだ人が世界中に存在しませんでした。じっさいに生物進化学を捉え直すうえで、もっとも注目しなければいけないのは、十八〜十九世紀の生物学者のラマルクの業績です。脊椎動物に着目して、進化学を究めるには、「用不用の法則」を樹立したラマルクと「形態学」を創始したゲーテ、「生命発生原則」を見出したヘッケルと彼の弟子の重力作用に基づく「生命発生機構学」を創始したルーの思想の定義と本質を把握することこそ肝心です。

ラマルクは、生体の標本の観察に基づいて観念的に自説を創作したウォーレス（じっさいのところ、ダーウィンはウォーレスの説を横どりしただけ）とはまったく異なり、生きた動物の精緻な観察を積み重ねて研究を進めました。ラマルクは博物学から生物学を分離独立させるとともに、一八〇九年に動物学に次の二つの法則を発表しました。「生育の限界を超えないかぎり、脊椎動物の器官の形と機能は使えば形も機能も発達し、使わなければ縮小してやがてなくなってしまう」「そして雌雄にこれが共通していれば、生殖を介してこれが子に伝えられる」という二つの法則です。さらにこれは絶対不変の法則で、「もしこれを否定する者があれば、この者は自ら自然観察を一度も行ったことのない者だけである」と強調しました。ゲーテは、この十六年前に「器官や部位への命名と、形態変容の法則性の解明」を目的に掲げて「形態学」を創始しましたが、これはまさにラマルクの進化の法則を見つけることにつながっていたのでした。ラマルクは、ヘッケルとルーの一世紀前にすでに、重力作用に基づく力学現象が進化の原因子であることを解明してしまいました。しかも、錯綜する複雑な系統発生の形態変容現象の背後にひそむ法則性を、自然現象の精緻を究める観察によって成し遂げたのです。

ラマルクから見えてくる生物の成りたち

進化の学問はゲーテとラマルクという、西洋の十九世紀の二人の碩学によってすでに創始されていました。これが進化学のあるべき方向性であったにもかかわらず、ダーウィンによってその道が絶たれてしまいました。

ヘッケルは系統発生の過程が胎児の成長過程において大まかに再現されることを発見しましたが、興味深いことに、この事実については日本人の祖先である大和民族はすでに二千年以上も前から理解していたのでした。エンブリオの形象を勾玉（真が魂）として皇祖皇宗のお守りとしていたのです。つまり、この重要性について、太古の昔から日本人は、内臓脳（大脳辺縁系）思考によって直感で理解していたのです。

ヘッケルの法則はひじょうに重要なものですが、彼の説で残念なのは、進化の原因子を究極ですべてキリスト教の神の摂理に求めてしまうところです。その弟子のルーはヘッケルの後を継ぎ、生命発生機構学という学問を完成させることができませんでした。第一次世界大戦のドイツ・オーストリアの敗北後のヘッケルの死とともにルーの学問も消滅してしまいました。

しかし、ラマルクの用不用の法則は、生命進化の成りたちと生命のしくみを理解する上で必要不可欠なものです。この法則が意味するところは「身体の特定の器官を使ったり使わなかったりするとその器官が発達したり萎縮して退化する」というものです。たとえば、百万～二百万年という長い間、光を感知しない暗闇の中で繁殖を繰り返していくうちに、サンショウウオは必然的に視力を失います。

また、生物の骨格は、一定の行動様式にしたがって使っていると、その動きに適応して変形します。これは「骨の機能適応形態の法則」といい「ウォルフの法則」ともよばれるものです。これはラマルクの用不用の法則を、一代かぎりの骨格だけに当てはめたものです。たとえば、ウォルフの法則をあてはめて累代にわたって観察するとこれがすなわちラマルクの用不用の法則と同じであることがわかります。ラッコやアザラシ、オットセイやセイウチ、イルカ、クジラといった、水に回帰した犬の形をした哺乳動物にこれを当てはめると、これらの動物の形態変容の法則がよくわかります。つまり水と空気の粘稠係数の違いと、浮力に相殺される重力作用と、手足や尾の動かし方の違い（ドルフィンか手足泳ぎか）で生じる慣性の法則によって、同じ遺伝形質のまま、手足から尾の形から鼻孔の位置と形までが変化していきます。まさに身体の使い方の力学作用のベクトルにしたがって、その形態が法則性をもって変化しているのです。

哺乳動物の歯と顎と顔の形は、食物の性質が一定に決まると、それにしたがって変化します。食べ方、噛み方、餌のとり方で、身体のすべての形が少しずつそれに適したように変化し、これが親子代々に続き累代に及ぶと亜種が分離します。つまり、「種の起源」は、突然変異や適者生存ではなく、行動様式の変更そのものにあり、行動様式の力学現象つまり重力作用そのものこそが、進化の原動力だったのです。

生育条件を外れた生き方が病気をおこす

病気との関係でラマルクの進化の法則を考えるとき重要なのは、「生育条件の範囲を超えないかぎり、行動様式が身体の変化を促す」という条件です。生育条件の範囲を超えると、身体の変化のほうがついていけず、それで病気がおこります。

たとえば、今の日本人とアメリカ人のエネルギーに対するでたらめな生き方は、まさに正常な哺乳動物の成育の範囲を超えています。具体的には、アメリカ人はアイスクリームを大量に食べ、日本人は四度までに冷たく冷やしたビールを飲んだり、夜更かしが習慣化して骨休めが不足しています。電磁波を浴び放題の生活をしたうえ、睡眠中に口呼吸をするような生き方をしていては、法則性をもって当然のごとく、免疫病が発症します。

免疫病発症の原因を探るのに重要な進化のステージは、脊椎動物の進化の第二革命の上陸劇、すなわち、水中生活から陸上生活への変化です。このとき、ネコザメ系統が哺乳動物型の爬虫類になり、ドチザメ系統が両生類、爬虫類、鳥類型の爬虫類になりました。そして、この上陸に伴い、重力作用が六倍になり、酸素量が三〇倍になりました。一方で、空気は重量にして水の八〇〇分の一になり、また保温性の極めて高い水から低い空気に変わりました。この環境の劇的変化に伴って、動物たちは生活が激変し、これに対応して生きぬくときに進化したのです。このプロセスは、じっさいにネコザメを水中から陸上げすると観察されます。のたうち回って血圧を上げて生き延びると、熱や重力などのエネルギーに対応して、細胞の形と機能が同じ遺伝形質のまま変わります。どの部分がどのように変わるかを形の上から、また働きの側面から観察しましょう。

形態系としては、一・腸管内臓系、二・外呼吸器系、三・泌尿生殖系、四・神経系、五・

感覚器官系、六・筋肉骨格系、七・骨髄造血系、八・心臓循環系・リンパ循環系、九・細網内皮系、一〇・結合組織系、一一・皮膚上皮系、一二・エネルギー産生系（ミトコンドリアの形）が劇的に変化します。機能系として一・免疫（細胞同化）系、二・内分泌ホルモン（サイトカイン）系、三・代謝系、四・リモデリング系、五・生命エネルギー系（体温・心・精神）の五種があります。

これらはすべて同じ一個体の生命現象の十二の異なる形態的側面であり、五つの異なる機能的側面です。つまり、六十兆個でできているすべて同じ遺伝形質の細胞の形と働きが上陸劇の生活媒体とエネルギーの変化（刺激）によってさまざまに変わるのです。たとえば、水呼吸を行っていた鰓の呼吸粘膜上皮細胞が、生活媒体の水が空気に変化することによって、胸腺の白血球造血巣や扁桃リンパ組織に変容するのが進化です。これはある組織細胞が別の細胞に変化する現象で、病理組織学の用語で化生（metaplasia）といいます。ほとんどすべての哺乳動物の細胞が同じ遺伝子をもっていることをつねに心にとめておいてください。つまり免疫システムは重力作用への対応で根本的に変化して、高等な液性免疫と細胞免疫による細胞消化システムの反応へと衣替えをしているのです。

重力が細胞消化のシステムとしての免疫系をつくった

個体発生は系統発生を繰り返すということを発見したのがヘッケルですが、これは形態学、つまり形の上から見ただけのものでした。しかし私は、形態だけでなく、機能の上からもヘッケルの主張しているとおりに違いないと考えていました。たとえば、個体発生の初期の段階は系統発生のはじめの原始脊椎動物に相当しますが、エンブリオ期、フィータス期にかかわらず、胎児が重力作用を受ける前の状態であれば、胎児組織を大人の身体に移植することは可能なことは以前から知られています。これは、一般に胎児の免疫寛容とよばれているものです。ル・ドワランという自己・非自己の免疫学の基礎を築いた女性免疫学者は、じっさいにウズラとニワトリの胎生を使ってこれらの神経堤を互いに交換移植してウズラの翼をもつニワトリ（キメラ）をつくって免疫寛容システムを検証しました。しかし、このウズラの翼がやがて白血球で消化されてくずれニワトリは死んでしまいました。翼とともに胸腺部の神経堤も同時に移植すると翼はそのまま残りニワトリも死にません。それで胸腺でT細胞が発生しこれが自己を見分けるとか見分けないとかいって自己・非自己の免疫学ができあがりました。そして胸腺（鰓腺）をもつ動物はすべて白血球が自己・非自己を見分けるはずであると結論づけました。

ヘッケルにならって考えると、発生の過程で形態におこっていることが機能にも同じようにおこっているとすれば、サメは胎児と同じ形をしていますから、サメ自体が当然免疫寛容のはずです。そこで、サメが免疫寛容ならその組織を哺乳動物に移植しても大丈夫なはずだ、と私は考えました。つまり自己・非自己の免疫学者のいう「原始脊椎動物のサメはもとより円口類に至るまで白血球は自己・非自己を見分けることができる」という言葉に正面から異を唱える移植実験を行うことにしました。この考えが確かであることを保証するために予備的な実験を行いました。まず、抗原性のあるコラーゲンを高圧下で低温（四〇度）で水とともにハイドロキシアパタイトに複合したものをつくりました。ちょうど本物の骨をつくるようにしたのです。こうすると鉱物質のアパタイトの中にコラーゲンが埋めこまれますから、少しずつ溶けていって反応がじつによく観察できます。このコラーゲン入りハイドロキシアパタイトをイヌとサメに移植し、数ヵ月後に再び取りだして標本を作って観察しました。すると、イヌに移植した部分では、まるでガンが発生したようにガン細胞に似た異型細胞の発生が見られたり、あるいは腸管の粘膜上皮で行われるような消化吸収の所見が観察されました。ところが、サメのほうは無機質のハイドロキシアパタイトとまったく反応の異ならない造血組織と遠隔部に硬骨の誘導が認められました。サメの場合はまったく抗原性のないアパタイトへの反応と変わるところがないということは、抗原性のあるものを移植しても反応しなかったということで、免疫寛容の状態にあるということです。

これを本当にはっきりさせるためには、今度はまずサメとサメの皮膚の交換移植を行い、同種・異種ともに成功しました。次にサメの皮膚にゼノパス（アフリカツメガエル）の皮膚を移植しました。どれも成功してドチザメとネコザメのキメラの楯鱗《じゅんりん》が標本で得られました。また、アフリカツメガエルとネコザメのキメラの楯鱗を発生させることに成功しました。ゼノパスに皮歯はなくてもニワトリの歯のように遺伝子だけはありますからキメラの皮歯ができますがこれは萌出することができません。

次に行った実験はサメのあらゆる組織を哺乳動物のラット・マウス・成犬の当該の部に移植することです。皮膚から筋肉、骨・軟骨から角膜、腸まで全部移植して、全部生着しました。まさに免疫寛容を検証することができたわけです。イヌにはMHCがありますから高等動物の組織をイヌに移植すれば拒絶されます。ところがサメの組織と円口類のヌタウナギの組織は、ラットや成犬に移植しても拒絶されないのです。一方で、サメにはMHCの遺伝子があることがすでに証明されています。

これで免疫寛容の謎がはじめて解明されました。つまり、サメはMHCの遺伝子はもっているものの、それが休眠していて発現していないのです。だから、MHC（HLA）のタンパク質が白血球の膜に存在しないのです。じつは、このMHCの遺伝子が発現するための引き金を引くのが、重力作用への対応で、上昇する血圧の増加によって高まる流動電流です。胎児が破水して生れ落ちるときに重力が作用して血圧が上がるとすべての胎児タンパク質の遺伝子が成人型にスイッチが切り換わります。こうして十二種類の急激な変化が生後に生じて哺乳動物の免疫システムがスタートするのです。

サメの皮膚移植の実験から、皮膚や毛髪の成りたちについてもわかってきました。サメの楯鱗は、じつは歯と同じ器官です。口のところにあるサメの本物の歯は、顎のところにかかる力学に対応をしてその小さな皮歯が大きくなったものです。サメは水中に暮らしていますから、呼吸するたびにいやというほどミネラル、カルシウムが腸や鰓から入ってきます。そして、筋肉のミトコンドリアでミネラルを消費してＡＴＰをつくりだすとカルシウムで固定されたミネラルが大量に発生します。この不要なカルシウム・ミネラル分が大量に皮膚に排出されます。その結果皮膚にできてくるのが、楯鱗です。

そもそも皮膚は、最初の成りたちからみても、過剰に筋肉で産生される物質を排出するシステムとして存在しています。サメの皮膚にちかいところにはロリンツィーニ器官という、汗腺にちかいものがあって、そこから濃度の低い尿に近い成分の老廃物を捨てています。

ところが、私たちのように陸上の生物になると、入ってくるカルシウムやミネラルの量は、海中生活とちがい極端に少なくなります。すると、私たちの身体は、サメの楯鱗と同じ遺伝形質で、いわばカルシウムの抜けた歯をつくるようになります。それが髪の毛、獣毛です。だから、サメの楯鱗と私たちの髪の毛は、構造的にはまったく同じです。

生命の謎を解くミトコンドリア

生命活動を司る基本となっているのは、ミトコンドリアの働きです。このミトコンドリアの働きを理解するには、単細胞生物と多細胞生物の生命活動を理解することからはじめると、わかりやすいと思います。

単細胞動物というのは、原生動物、たとえばマラリアやゾウリムシ、アメーバなどですが、これらはみな、一粒の細胞でできている生命で、その細胞の中にミトコンドリアをもっています。ここで動物の細胞の基本形について図を見ながら理解しておきましょう。原生動物と高等動物の細胞内の構造はほとんど同じです。細胞内には種々の器官があります。まず核と仁があり、それからゴルジ体・滑面小胞体・ミトコンドリア・細胞骨格等があります。これらの小器官の中で独自の遺伝物質とタンパク質合成系をもつ独立した生命体に酷似した寄生体は、ミトコンドリアだけです。これは、太古の時代に大型の真核生物細胞の中にすみついた好気性バクテリアであると考えられています。バクテリアなら生命の基本のすべてを一そろいもっていますので、核の遺伝子にも支配されながら核と協同してエネルギー物質を酸素と糖を使ってつくりだすとともに特殊に分化した細胞の特殊化した働きを担当するサイトカインやホルモンをつくります。ミトコンドリアは、まわりの培養液、培地、生活媒体から直接栄養を取りこみ、その中でエネルギー物質をつくりだして、身体（細胞）をつくりかえ、時間の働きで生命がくたびれて衰えていく老化（エイジング）を克服します。

細胞の内部

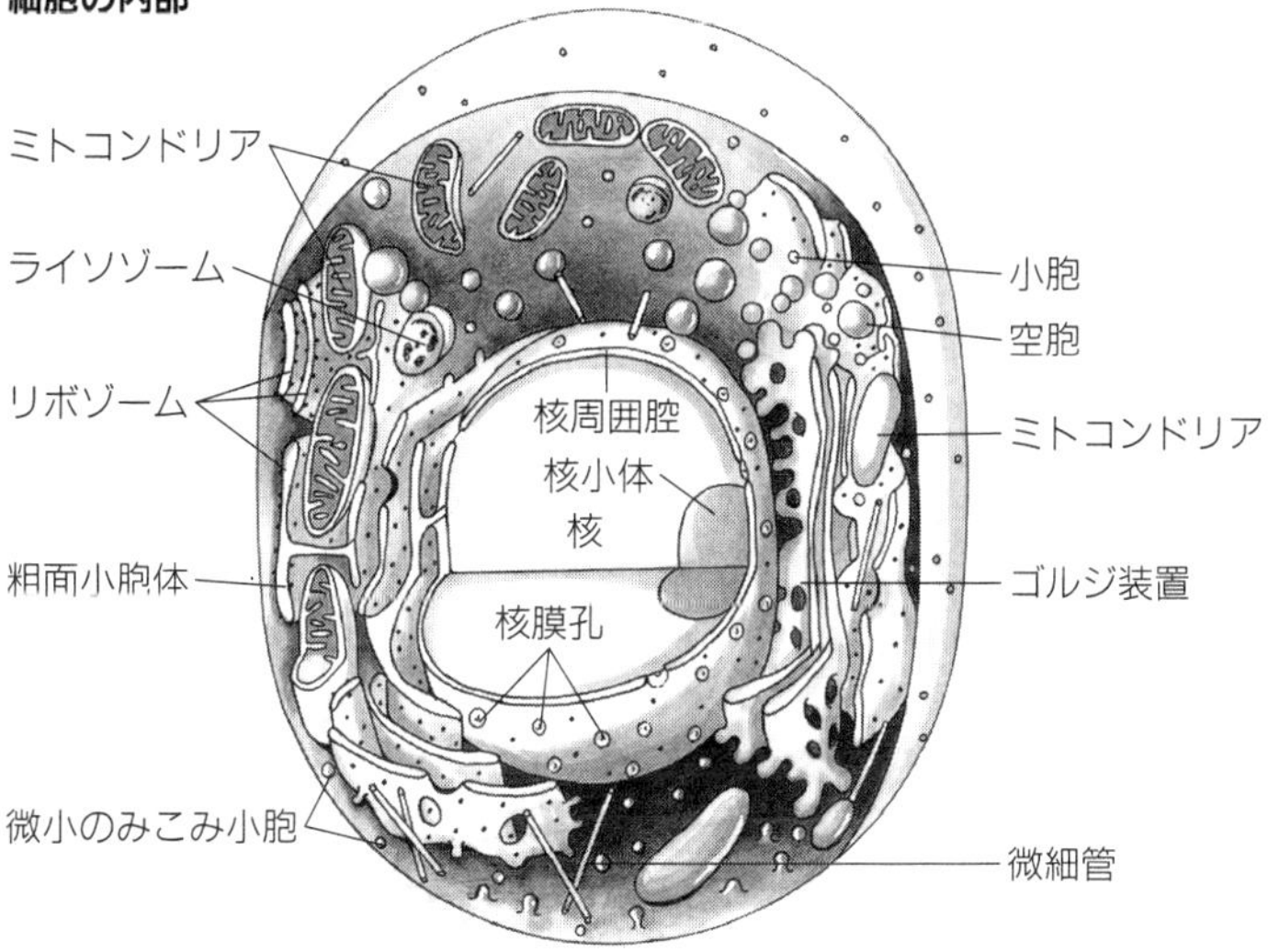

細胞の内容は、それぞれの細胞によって異なる。この模式図では、一般的な内容を簡略化して図にしている。

ミトコンドリアの成り立ち

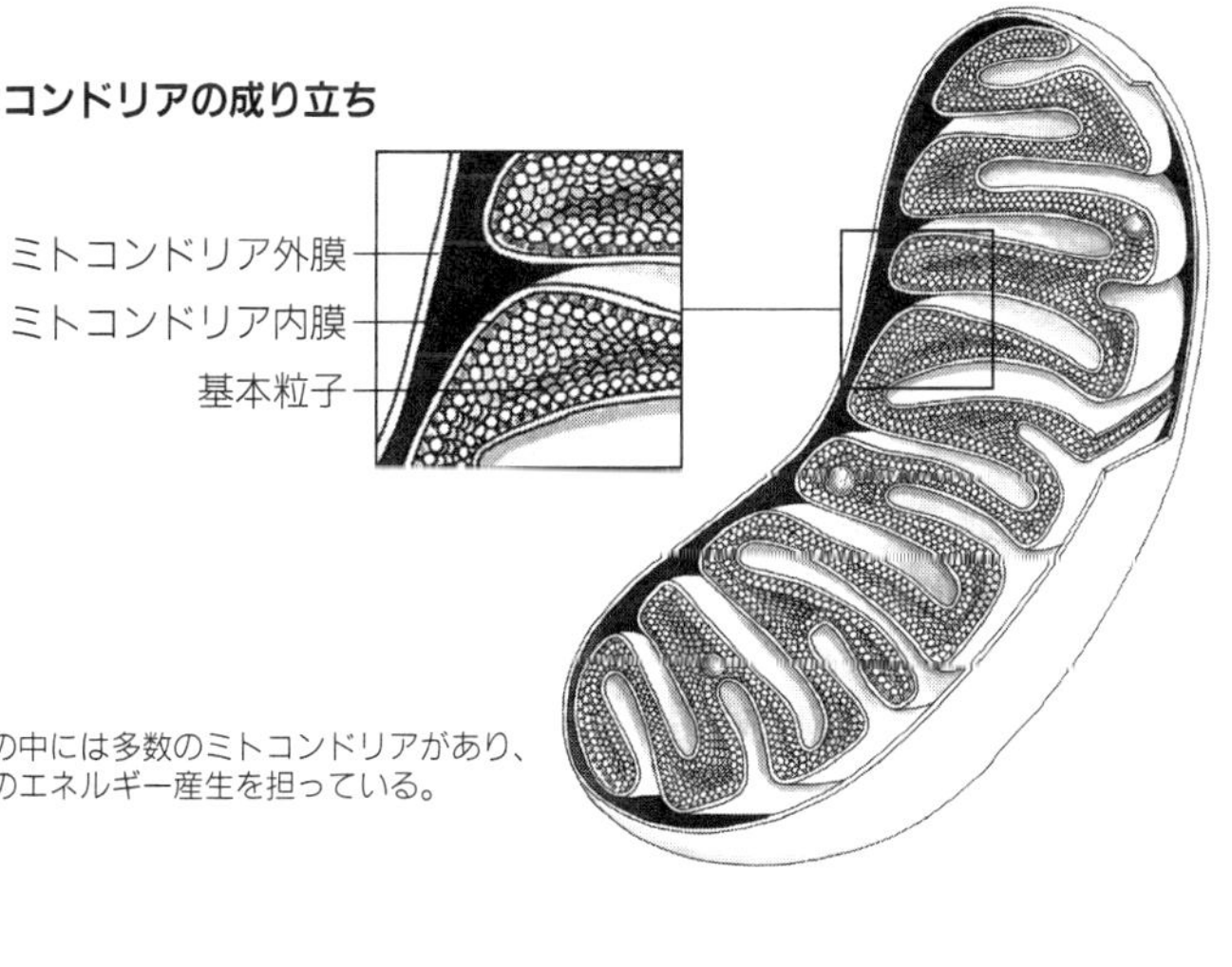

細胞の中には多数のミトコンドリアがあり、細胞のエネルギー産生を担っている。

それに対して多細胞から成る高等な脊椎動物は、たくさんの細胞が集まってできていますから、肺や腸の粘膜以外の細胞は外部から直接栄養を取りこむことはできません。そこで、メディウム、つまり血液を介して、身体中のこれらの細胞に栄養や酸素を送り届けます。細胞がこれらを吸収し、ミトコンドリアが酸素、ミネラル、ビタミン類、糖類、アミノ酸、脂肪酸を使います。ということは、肺や心臓の動きを制御し、これらの物質の血中の濃度をコントロールする必要があり、血液を動かすためには、血流をおこす臓器や筋肉を動かす指令を伝達するホルモンが必要ですが、そうしたホルモンもミトコンドリアから出ています。

ミトコンドリアは寄生したバクテリアだった

ミトコンドリアの形と働きを詳しく調べてみると面白いもので、脳のミトコンドリアから副腎皮質のミトコンドリアまで、臓器によってかなり違いがあります。まったく異なる姿をしているものもあれば、似た形のものもあります。しかし、どんなに形が違っても、ミトコンドリアの遺伝子はもともと同じです。つまり、ヒトの成体をつくっている六十兆個の細胞もともとは遺伝子は同じなのに、身体の部位や器官を構成する細胞の種類によって様々に形が変わっているのです。これがまさに多細胞動物の細胞の特徴です。そして、細胞の形がその機能によって違うように、ミトコンドリアも細胞の種類によって形が異なるのです。

先ほど、ミトコンドリアは、好気性（酸素の好きな）細菌が十八億年程前に真核生物にすみついた寄生体と考えられている、と述べました。生物の進化の中で、細胞がバクテリアを取りこみ、共生したバクテリアがミトコンドリアになったのです。太古の時代も現在も、自由自在に寄生したり共生したりすることができるのが、生物の一つの特徴です。バクテリアに寄生するウィルスもいます。これがバイテリオファージです。

多細胞動物の細胞内にもウィルスはすみつきます。ウィルスだけでなく、細菌も自由自在にすみつきます。これが細胞内感染症です。太古の時代に大型の真核生物の細胞内に共生したミトコンドリアは、共生すると細胞呼吸を担当し、酸素を使ってエネルギーを産生しました。生物は、生きるためにまずエネルギーが必要です。それまでは解糖という酸素なしでブドウ糖を分解して得られるエネルギーを使っていました。これは無酸素の糖の分解で、高等動物の体内では呼吸に比べてわずかに五％のエネルギー物質の産生しかできません。

では、単細胞動物のエネルギーの中心となったミトコンドリアは、多細胞動物ではどうなるのでしょうか？　多細胞動物の哺乳類を例にとって考えてみましょう。ヒトでは、五臓六腑とホルモン腺、リンパ系、心臓血管系、脳神経系、感覚器官系、骨格筋肉系、骨髄、軟骨造血系、皮膚皮下組織系等様々な組織があり、器官や臓器があります。これらにはすべて特有の形をした細胞があり、この中に多様な形をしたミトコンドリアがあります。脳には神経細胞に特色のあるミトコンドリアがあり、副腎皮質には独特の型をしたそれがあります。そしてそれぞれの細胞でそれぞれ特殊に分化した細胞の特殊な働きをすべてミトコンドリアが担当して特徴物質を産生しています。脳では脳腸ホルモンをはじめとする神経伝達物質のすべてを、副腎皮質ではそのホルモンを産生します。骨芽細胞ではコラーゲン・軟骨とアパタイト石灰化物を合成し、膵臓のランゲルハンス島ではインシュリンを、網膜ではロドプシンをというように。当然大半のホルモンやサイトカインは、各ホルモン腺や器官の細胞のミトコンドリアが産生し分泌してその器官や身体全体の細胞を指令します。このミトコンドリアは細胞内に半分独立したバクテリア様の生き物ですから分裂して増えますが、核の遺伝子によってつくられるサイトカインや酵素によって制御されています。ミトコンドリアは細胞外から作用するエネルギーに敏感です。また細胞内感染でウィルスや細菌が細胞内に寄生すると、これらの寄生生物に酸素や栄養を横どりされますからミトコンドリアの機能が障害されます。それでは実例をあげて示しましょう。

脳内ホルモンもミトコンドリアがつくる

たとえば、過呼吸症と過食症、拒食症といった病気が最近よく問題になっています。神経性の病気とされていますが、私のみるところ、これらはほとんど同じ内蔵の障害に由来する病気です。つまり、腸の冷やしすぎで内臓にダメージが生じ、それが脳の「内臓脳」とよばれる大脳辺縁系、つまり、内臓の働きを司る脳細胞のミトコンドリアが障害され、これにより、呼吸や摂食といった基本的な生命活動に支障を来している、という病気なのです。

もう少し詳しく説明しましょう。脳の中には脳内ホルモンや脳内アミン、モノアミンとよばれる神経伝達物質があって、これによって神経活動が行われています。具体的にはアドレナリン、ドーパミン、セロトニンなどがあります。これらは脳にしかないように思われている一般の方も多いようですが、じつは腸にも存在しています。だから、脳腸ホルモンということもあります。腸の神経伝達をするホルモンと脳の神経伝達をするホルモンは同じなのです。脳は腸からできるからです。しかも、内臓筋と内臓神経と大脳辺縁系はダイレクトにつながっています。ですから、腸で何らかの重大な異常事態がおこると、それに対応すべく腸ホルモンに乱れが生じますが、それは即座に大脳辺縁系のミトコンドリアの障害を生みだし、それが脳内の神経全般に波及して、他のさまざまな症状を生みだします。脳神経は何のためのシステムでしょうか？　思い出してください。脳・神経は筋肉のシステムです。「筋肉なくして神経なし」ですから内臓脳は内臓筋肉とつながり、大脳新皮質は錐体路の体壁横紋筋肉とつながっています。それぞれを一体として研究しなければ何事も解決しません。

私がこの本のなかでも、今までの著書でも、何度も「腸を冷やしてはいけない」と繰り返している理由もここにあります。たとえば最近の若者や子供はアイスクリームが大好きですが、アイスクリームを五個ぐらい食べるととたんに腸の内臓平滑筋が冷えます。すると、腸の内臓平滑筋に分布している副交感神経を通じて神経伝達物質が脊髄のニューロンに作用し、その反応が大脳辺縁系に即座に伝わります。そして、腸でこの神経伝達物質を分泌するのがミトコンドリアです。ミトコンドリアの活動には温度依存性がありますから、急激に冷やされると腸の筋肉と神経細胞のミトコンドリアの代謝活動は障害されます。ミトコンドリアは筋肉のエネルギー物質も神経伝達物質も合成していますから、腸の蠕動運動にも乱れがでます。たとえば、本来つくるべき神経伝達物質の一つであるアセチルコリンが産生されなくなります。先に述べたように、内臓平滑筋と内臓神経と大脳辺縁系（内蔵脳）は神経でつながっていますから、内臓での神経伝達物質のバランスの乱れが時間とともに脳に伝わります。すると脳の中のアセチルコリンも減っていきます。その結果、脳内の神経伝達物質の代謝やバランスも異常を来して、神経性の障害がさまざまな形で現れるようになります。今は話をシンプルにするためにアセチルコリンだけを例にあげましたが、セロトニンやアドレナリンなども、脳と腸の両方に存在しています。だから、腸でそれらの代謝に大きく異常があらわれると脳にも波及し、たとえばうつなどの症状になって現れることもあるのです。

私のところにやってきた患者に、原因不明の幻覚や幻聴に悩んでいる三十歳代の女性がいました。この方は、問診してみると、長年デパートに勤めていたのですが、発症したときの生活はまるで冬山遭難したようなものだったことがわかりました。そもそも、夏場のデパートは、たいへんきつい冷房がかかっています。ところが、彼女は冷たいものが大好きで、夏にはアイスクリームばかり食べていました。冷えすぎた室内で、毎日アイスクリームを食べるのですから、彼女の身体は芯から冷やされていました。そして、腸と皮膚の冷えが、幻覚や幻聴を生みだしていたのです。

幻聴や幻覚をおこす物質として有名なのが覚醒剤として知られるアンフェタミン（ヒロポン）、メタンフェタミンですが、これらの物質は、アドレナリンと塩基組成がたった一つ違うだけです。ですから、腸が冷えてミトコンドリアの代謝が狂えば、本来アドレナリンができるべきところに、メタンフェタミンができる、ということがおこりうるのです。そして、腸でおこる神経伝達物質分泌の異常は大脳辺縁系に急速にダメージを与え、脳内ホルモンのバランスを乱します。となれば、鬱病や幻覚、幻聴、統合失調症を発症してもまったくおかしくないのです。

このデパート勤めの女性の場合は、身体中が冷えて腸の細胞のミトコンドリアの代謝異常を生じ、それが大脳辺縁系のミトコンドリアを障害して、幻覚や幻聴を生みだしていました。このような症例では徹底的に身体を温めることが重要です。食べもの、飲みものはすべて四二度にして、シャワーではなく四〇度の風呂にゆっくり入り、湯たんぽで体を温めます。体温を耳で測って三七度以上に保つのが目安です。この患者がそうした手当てを実行したところ、この幻覚も幻聴もきれいになくなってしまいました。

ミトコンドリアにダメージが生じると、身体のさまざまな部分に影響します。ミトコンドリアが関わっているのは、脳や腸の神経伝達物質だけではありません。すべての細胞において、アミノ酸代謝と脂質の代謝は主としてミトコンドリアで行われています。身体の中のすべての反応に必要なエネルギーをつくりだす細胞呼吸を行うのが、ミトコンドリアの役目です。ところが、身体を冷やしすぎると、細胞内のミトコンドリアがその役目をきちんと果たしきれなくなります。腸の扁桃濾胞のM細胞では、白血球のミトコンドリアが働かなくなると黴菌の消化がうまく行われなくなってしまいます。すると、細菌をかかえたまま白血球がその黴菌を身体中にばらまいたりするのです。

大切なことなので再々述べますが臓器の細胞一つ一つがもっているそれぞれの特殊機能は、すべてその細胞内のミトコンドリアで行われています。つまり、臓器の特殊性をつくりだしているのは、ミトコンドリアといえます。となると、今まで奇病、難病といわれてきた病気も、それぞれの症状を示す特殊機能の細胞のミトコンドリアに注目すれば、発症のしくみが見えてきます。

前にもふれましたが、ホルモンもミトコンドリアでつくられます。たとえば副腎髄質ホルモンは、副腎髄質のミトコンドリアでつくられています。この副腎髄質ホルモンがアドレナリンです。アドレナリンはどんなときにつくられるのかというと、身体中の細胞が酸素とブドウ糖不足になったときに、その不足を感知して副腎髄質からアドレナリンをだします。それが血液に流れていくと、まず心臓が血圧を上げ、脈拍を増やし、循環血流量を増やします。それと同時に呼吸中枢を活性化し、横隔膜に作用して、呼吸を活性化し、息がはずみます。同時に膵臓に作用してインシュリンを分泌し、これが肝臓に働きかけてグリコーゲンを放出し、血糖値を上げます。こうした一連の作用が同時におこって、身体中の器官を構成する細胞に酸素とグリコーゲン、ブドウ糖が行き渡って、酸素不足、栄養不足が解消されるのです。

生命の鍵をにぎるミトコンドリア

このように生命にとってたいへん重要な役割を果たすミトコンドリアとは、いったいどういうものなのでしょうか？　前にも少しふれましたが、ミトコンドリアは日本語では糸粒体といい、細胞の中にある小さな器官、いわゆる細胞小器官（オルガネラ）の一つです。ミトコンドリアの進化については、核が膜に包まれている真核生物（ユーカリオータ）の中に核膜をもたないバクテリアのような原核生物（プロカリオータ）が寄生して出現した、という説を、私が研究を始めたころにアルトマンという学者が唱えました。この仮説は今では、ほぼ通説となっています。ここで注目すべきは、ミトコンドリアというのは、もともとバクテリアのような原核生物（プロカリオータ）が真核生物に寄生し、共生していることから始まったということです。私たちの身体というのは、自己／非自己というように簡単にきれいに割り切れるものではなくて、じつは進化の過程でも、現時点でも、さまざまな生命体が共生しながら存在しているのです。自己・非自己を見分けるMHCは、ウィルス・黴菌・寄生虫の細胞壁には存在しません。ただ陸に上がった進化した鳥類や哺乳類だけにあります。だから、私たちの身体の細胞にはウィルスや細菌がしばしば共生するという事実を深く認識していないと、難病発症のしくみというものも理解できないのです。

腸内の常在菌については最近よく知られるようになりましたが、腸以外にも、私たちの身体にはたくさんの細菌やウィルスがすみついています。病気がうつった、と表現しますが、これは、その生体の中に細菌やウィルスが入って共生を始めた、ということです。細菌の中には、抗生物質があれば活動を停止するものもあれば、排除されるものもあります。一方、一度身体の中に巣くってしまったが最後、二度と排除できないものもあります。たとえば結核菌などは、一度入ってしまうと二度と排除することはできません。逆に、一度入ると二度とぬけないと信じられていたのがはしかのウィルスですが、はしかの中にはどうやらぬけてしまうものもあるようです。ヘルペスのウィルスは二度とぬけませんが、無茶なことをしなければ二度と病変をおこすほどに暴れたりはしない、というタイプです。

ミトコンドリアというものももともとは、酸素の好きな細菌の一種だったのだろうと推測されていることは先ほど述べました。細菌などの原核生物は、二重らせんの遺伝子を一つしかもっていません。また、細胞には必ずある核というのもじつはまだなくて、核のような物質、核様物質があるだけです。私が昔行った酵母のミトコンドリアを使った研究では、ミトコンドリアは明らかに酵母の核の支配を受けていました。私はこの研究によって、核のタンパク質合成系によってミトコンドリアのＤＮＡやＲＮＡを複製する酸素（ポリメラーゼ）の合成が支配され、これによりミトコンドリアの主なタンパク質がつくられていることを解明しました。じっさい、核の遺伝子に支配されてミトコンドリアが増えたり減ったりしていることがわかったのです。

酸素の好きな細菌の一種から変化を遂げたと思われるミトコンドリアは、前にも述べた通り、細胞のエネルギー代謝のうち、酸素によるエネルギー代謝を担当しています。グルコースが解糖されて、ピルビン酸までに分解されるとミトコンドリア内でこのピルビン酸がＴＣＡサイクルを稼働させ、同時に電子伝達系が巡り酸化的リン酸化がおこりエネルギー物質を産生します。これが細胞呼吸のエネルギー代謝であり、細胞小器官内で流れる電流の発生であり、生命エネルギーの渦の回転です。このエネルギーの渦の回転がどこかの時点でブロックされるような事態がおこると、その細胞はエネルギーを産出できなくなります。ミトコンドリアが何らかの原因でうまく働かなくなれば、各々の器官の細胞の重要な働きが駄目になるのです。これがどうやらわけのわからない難病や免疫病の真の原因のようです。

それでは、ミトコンドリアの機能が障害されるのは、どんな場合なのでしょうか。一言でいえば、ミトコンドリアの働きに必須の物質の欠乏がおこると、障害がおこります。まず糖のグルコース、次にビタミン類のすべて、ミネラルのすべて、補酸素のすべてです。ビタミンB群の完全欠乏が脚気で、明治時代に多くの人々が苦しんだことは先に述べました。さらに、アセチルコリン、ステロイドホルモン（ミネラル・コルチコイドとグリコ・コルチコイド）、必須アミノ酸、必須脂肪酸、酸素と至適温熱エネルギー（三六・五〜三八度）、ソーレー帯の光のエネルギー等が不足すれば、ミトコンドリアの機能は荒廃します。そのほかには毒物としてダメージを与えるものとして、シアン、CO、タバコや排気ガス、電磁波、紫外線、放射線があり、さらに、寄生生物としてウィルス、マイコプラズマ、バクテリア、スピロヘータ、原虫（マラリア）等が細胞内に感染したときにミトコンドリアは機能障害に陥ります。病原性細菌は、その毒性故に、感染すればただちに身体症状を呈しますから、病原微生物ではウィルス以外には細胞内感染症はほとんどありません。ほとんど無害の腸内の常在菌が細胞内感染をおこすのです。従来はこれを不顕性（はっきりしない）感染とか日和見感染とよんでいました。じつはこれが免疫病・難病の真の原因だったのです。たとえば、好気性菌が細胞内に巣くうと、ミトコンドリアのTCAサイクルと、酸化的リン酸化というプロセスの酸素や養分のグルコースを細菌が横どりしてしまいます。そうすると、このサイクルは直接ブロックされてしまい、エネルギー産出ができなくなります。また、腸内細菌など、酸素の嫌いな嫌気性菌が細胞内に巣くうと、ミトコンドリアに入る前の嫌気的解糖というプロセスがブロックされてしまいます。つまり、好気性菌だろうと嫌気性菌だろうと、細菌が細胞に巣くうと、その細胞のミトコンドリアの活動がうまくいかなくなってしまうのです。さまざまな病気の原因をつきつめていくと、そういうミクロの現象が見えてくるのです。

ミトコンドリアは、十九世紀末にフレミングやアルトマンによって詳しく研究され、ベンダによってミトコンドリアと命名されました。その後、レーニンジャーはミトコンドリアが、細胞が生きるためのエネルギーを産生する酸化的リン酸化のプロセスを行っていることを発見し、一大センセーションをおこしました。その影響で、当時は多くの研究者がミトコンドリアの研究に取りくみました。エネルギー代謝の研究でノーベル賞をもらう人も続出しましたが、しばらくするとそのセンセーションも終わり、三十年もたつと、もう誰もミトコンドリアのことなど思いださなくなってしまいました。最近になってようやくミトコンドリアの重要性が認められてきましたが、免疫病がミトコンドリアの障害でおこっていることに気づいている人はまだ皆無といっていいでしょう。身体の中で赤血球以外のすべての細胞はミトコンドリアをもっています。

したがって身体の各臓器で、それぞれの臓器の役割を担う特殊細胞はどれもみなミトコンドリアをもっており、ミトコンドリアによって、その仕事を遂行しています。ですから、そうした細胞に細菌が入りこむと、ミトコンドリアの活動が阻害・廃絶されますから、その臓器全体としての活動も自動的に支障を来します。ごく一般的な腸内細菌でも、たとえば心臓の細胞に巣くえば心臓の機能に支障を来し、心筋症になります。心筋症は口呼吸や腸の冷やしすぎ（体温より一〜二度低い）で腸扁桃（ＧＡＬＴ）のＭ細胞からとめどなく血中に雑菌が入りこみ、これが心臓に大量に巣くってすみつくと、激しい運動をしたときに細菌が心筋のミトコンドリアの酸素とピルビン酸を横どりしてしまうので、シアンを服用したときのように心臓が止まってしまうため、おこる症状です。これを治すには、鼻呼吸にして、喉をうがいし、腸と心臓を温めれば時間の経過とともに細菌が心臓からぬけて治すことができます。このときビタミン類とミネラルを補給するとさらに治りがよくなります。

体力さえあれば、体内の細菌は暴れない

ここまで読むと、自分の臓器の細胞がへんな細菌やウィルスに感染していて病気になるのではないか、とおびえる読者もいるかも知れません。しかしご安心ください。体力を十分に養った状態を保ち、無茶をしなければ、ミトコンドリアはいきいきと活動しますから、内部に巣くった細菌やウィルスも活動することはできません。そういった場合、ウィルスは細胞の遺伝子に完全に同化します。ウィルスはほとんど遺伝子だけでできていますから、細胞そのものの遺伝子の中に入って同化しても、あってもなくてもいい「ジャンク遺伝子」の状態でおとなしく押さえこむことが可能なのです。

こうしたことは、さまざまな動物の遺伝子、ゲノム数をかぞえて考えてみるとわかりま

す。ゲノムのいちばん多い動物は肺魚です。次が両生類で、哺乳動物に比べて十五〜三十倍の数のゲノムをもっています。進化の進んだ哺乳動物よりも両生類や魚類のほうがゲノムが多いというのは、一般の方には意外に思えることでしょう。どうしてそうなっているのかというと、土の中に住んでいて体に入りこむ微生物を体内で同化しているうちにジャンク遺伝子のゲノムにとりこまれたものがカウントされているということなのです。冷血動物の体内では微生物が共存できるのです。そして、これらのジャンク遺伝子は、私たちがきちんとエネルギーに満ちたいきいきとしたミトコンドリアを保っていれば、身体に悪影響を与えることはありません。

このように考えていくと、低体温になって細菌やウィルスが身体の中に巣くっているからといって、絶望する必要はありません。たとえばＳＡＲＳでもＭＲＳＡでもＡＩＤＳでも、肝炎ウィルスでもインフルエンザでも、症状がでるのは、生体全体の活動が低下している、つまり体力が失われている人です。そうした背景があってはじめて、細胞の中に巣くったウィルスや細菌が活動を開始するのです。たとえばアメリカでＡＩＤＳが話題になりはじめた時期、ＡＩＤＳを発症した人の多くは、麻薬中毒者やアルコール中毒者でした。麻薬中毒患者というのは、当然体力をひどく消耗しています。また、アフリカでの感染は深刻な広がりを見せていますが、アフリカの患者たちは、人口が急増して食べものが足らないような貧しい栄養状態、衛生状態という劣悪な条件下で暮らしているために発症しているのです。逆に、低体温にならないで骨休めも十分で体力をきちんと保ちながら生活し、発症を抑えるような適切な治療をしていれば、ＡＩＤＳキャリアでも発症率が低いのです。つまりエネルギー代謝が活発で、骨休めが十分で、体温が下がらなければ、寄生体であるウィルスは細胞内で遺伝子に組みこまれ、バクテリアは消化されリモデリングに際して無毒化されて尿や汗として排出されるのです。そして、この細胞レベルの消化力を従来、免疫力とよんでいたのです。

ミトコンドリアの活動には温度依存性がある

生物の身体が生きていくためのエネルギーをつくりだしているのはミトコンドリアであることを知れば、ミトコンドリアの働きが妨げられるような生き方をしていれば病気をよびこむということが、自ずと理解できます。ここまで理解できたら、健康に生きるためには生き方を変えなければいけません。

ミトコンドリアの働きには、温度依存性があります。温度依存性とは、ある一定の温度でないと、活性化しない、働かないということです。ミトコンドリアは、三六・五度以下の環境では、働きが鈍ります。ですから、身体を冷やすような行為や、低体温はミトコンドリアの働きを阻害します。冷たいアイスクリームばかり食べていたり、キンキンに冷やしたビール（四度）を大量に飲んだり、身体を冷やすような寒々しい格好を続けていると、低体温となり身体中のミトコンドリアの働きが阻害される環境が整ってしまいます。低体温になると、ミトコンドリアが働かなくなり、腸扁桃からとめどなくリンパ組織に常在菌が白血球に抱えられて入りこみ、やがて静脈血に入り身体中の血液を巡り、黴菌が様々な組織や器官の細胞にばらまかれて（播種）、さまざまな病気をおこします。

アトピーなども、そうした原因でおこる疾患の一つです。アトピーの患者のほとんどは、確実に口呼吸で寝不足で低体温で身体中の細胞の酸素不足の状態ですが、これは、低体温のせいで身体中の皮膚と皮下組織の細胞に腸の常在菌が広がって炎症をおこしている、という現象です。ですから、アトピーを治したい人はまず、口呼吸をやめて、無理なスポーツをしない。冷たいものを飲んだり食べたりするのをやめること、身体を冷やすような格好をやめることが、治癒への大前提です。ところが、女子高校生の患者などは、冷たい水を飲まずにはいられない、スポーツもやめられない、といって耳を貸しません。要するに、仲間外れになるからいやだ、というわけです。また、口呼吸で細菌感染を招くから、スポーツもやめなさい、と指導するのですが、これも、仲間外れのもとだから駄目だといいます。こういう人の場合、根本的な治療はのぞめません。このような方は根治療法は無理ですから、ステロイドによる対症療法ばかり行う普通の皮膚科の医者に行くほかはありません。

哺乳動物の生き方の掟を破る「口呼吸」と「冷たいもの中毒」、「骨休め不足」、「スポーツ」、「かまない食べ方（丸のみ）」を続けながら日常生活を送れるようにアトピーの症状を消すのがステロイド療法です。ステロイド療法がひじょうに魅力的なのは、細胞レベルで考えて今のエネルギー収支の合わない、でたらめな生き方を変えることなく免疫病の症状だけを抑えられる、という点にあるのです。つまり骨休めをしないでミトコンドリアの電流を流すとか、細胞内感染してウィルスや黴菌だらけで駄目になったミトコンドリアの働きを注射したステロイドホルモンで生き返らせてエネルギーを無理矢理につくりだすのがこのホルモンです。ミネラルの代謝が狂ってむくむのはそのためです。

ミトコンドリアの働きを障害する低体温は冷たいもの中毒だけでおきるのではありません。虫歯が進み、歯根の先が細菌感染したり、歯周病などの歯肉の細菌感染巣を放置したままで過労を続けたり、細菌やウィルスが扁桃リンパ組織から白血球に取りこまれる「口呼吸」を続けていると、身体中の組織や器官の細胞内感染によって全身的な病気をおこします。

たとえば、人間ドックなどで、原因不明の異常数値がでることがありますが、そうした異常数値の中にも、生活習慣のゆがみが現れている場合があります。これはもう二十年くらい前の症例になりますが、ある有名なメーカーに勤めていた人で、疲れやすく微熱があり、どうも具合が悪くて内科で調べたら抗核抗体の値が高いのだけれど、あらゆるところを診察しても、病気が見つからないので口の中を調べてくれと依頼されました。すでにこの頃の私は、抗核抗体は「口呼吸」によるということを把握していました。この患者も一瞥して「口呼吸」が原因とわかりました。このような場合普通は、歯周病か虫歯のひどいのが放置してある場合が多いので、それを調べるように内科は依頼してきます。しかしそれらは見当たりません。典型的な口呼吸では、扁桃腺も腫れています。頚部リンパ節も触知されますが内科ではすべて見落とされていました。この患者の勤めている会社は猛烈社員たちに業績を競わせるので有名な会社でした。仕事で競わせ、社内のクラブ活動でも成績を競わせたうえに休みにもなればシンガポールやハワイへとみんなで海外旅行をします。そんな環境の中で、活動しすぎの生活を生き甲斐と勘違いをしていた患者ですから、身体を大切にしていたわり骨休めをすることを知らない人で、当然、疲労困憊していました。

そこで私は「口呼吸を改め、寝不足を改めて骨休めを十分して、休みには休養しなければ治せません」と伝えました。しかし、患者は「生活は変えたくありません。今まで通りの生活で微熱を平熱に治してください」というので、「骨休めなしで平熱にするには、ステロイド療法しかありません。しかし、ステロイドを使えば一時的に平熱になっても『病膏肓に入る』であとは収拾がつかなくなります。それでもいいのなら、内科に行って相談してください。私はその手の対症治療はしません」お伝えました。

抗核抗体は細胞内の細菌・ウィルス感染で上がる

抗核抗体が高いというと、通常は自己免疫異常をおこしていると診断されます。これは今の免疫学者が自分の細胞の核酸に抗体ができていると考えているからです。しかしじっさいには、正常な自己の細胞の核酸に対して抗体ができると考える事自体が間違っているのです。抗体を発生する細胞に異常がおきているに違いないと考えるのが、学者の常識です。しかし、細胞内の核酸だけに異常が認められるとしたら何があるのでしょうか？　こう考えれば、答えが明らかになります。核酸をもっていて細胞より小さい生物が細胞内に寄生している以外にありません。つまり黴菌かウィルスか原虫です。ところが免疫学の主流をなしている免疫学者たちは、抗核抗体というのは自分の正常な細胞の核酸に対して抗体ができている、と信じて疑わず、その背景を探ろうとはしません。つまり、今の免疫学の主流である自己・非自己の免疫学の研究者たちは、「免疫系が叛乱をおこして、自己の細胞を攻撃している」と妄想しているのです。じっさい、今の技術力では自分の核酸と細菌に汚染されたキメラ核酸の違いは、とうてい区別することなど思いも及ばないほどわずかな差です。それほど、キメラの寄生体の遺伝子は小さいのです。ですから、その違いがデータで測定できないという理由で、可能性を考えてみようともしないのです。

しかし、私の長年の臨床経験から抗核抗体が異常に高いケースは、身体中の細胞に細菌やウィルスがばらまかれていて、いわゆる不顕性感染がおこっていることは明らかです。低体温や口呼吸、膣からリンパを介して血液に入る無害の腸内細菌が原因となる不顕性の感染によって、アトピー性皮膚炎や喘息、潰瘍性大腸炎、多発性硬化症、リューマチ等のなかなか治りにくい全身性の症状をおこすのです。

細菌やウィルスによる不顕性の細胞内感染がどのようにして抗核抗体の値を上昇させるのか、もう少しそのしくみを説明しましょう。低体温で腸温が一～二度下がったり、口呼吸でワルダイエル扁桃リンパ輪が乾燥すると、腸扁桃（GALT。喉の扁桃や腸のパイエル板）の濾胞内のM細胞から白血球にとめどなく細菌やウィルスが取りこまれます。白血球に入りこんだ細菌やウィルスはどれもみな遺伝子をもっています。すると、本来の白血球の遺伝子に、細胞内感染した細菌やウィルスの遺伝子が加わって、核酸物質のキメラができます。つまり自然にはないごちゃまぜの遺伝子です。細胞自身の設計図である遺伝子にそうした異常がおこると、当然、細胞の膜に異常がおこります。細胞内感染している細胞の場合、膜は正常な細胞と異なっていますが、ほころびがあまりにもわずかなのです。本当に違うところは核酸しかありません。自分の核と細胞の複合したキメラ核が細胞のリモデリングで露出すると、これに対して、抗体ができるのです。これが抗核抗体値の異常上昇の本当のしくみです。

本来の白血球の核酸に比べて細菌やウィルスの遺伝子の核酸は百万分の一くらい小さいので正常核酸とキメラ核酸の差もまた極めて僅かです。それに対する抗核抗体もまたほとんど無力ですから、感染して汚染された細胞に対応することなどとうていできません。ですから、抗核抗体がたくさんでても、口呼吸や冷たいもの中毒で細菌が白血球に入ってくるかぎり元気な白血球で病気を治すことなど、とても無理なのです。それで自然治癒がないのが常在菌の細胞内感染症によって発症する免疫病だったのです。このような患者もノーズリフトで鼻呼吸にして身体を温めると、一年くらいして抗核抗体値が正常になります。

原虫の感染から見える免疫の本当のしくみ

免疫の本当のしくみを知るためには、原虫の感染のしくみを考えることも有効です。たとえば、原虫の感染でおこる、マラリアについて考えてみましょう。マラリアはマラリア蚊を媒介として、マラリア原虫が人間の身体内に侵入して発病する病気です。マラリア原虫は身体内に入ると、赤血球に入りこみます。赤血球はご承知のように赤芽球から分化し、成熟すると細胞の核とミトコンドリアがぬけてヘモグロビンと酵素だけを抱えた細胞膜だけのゴースト細胞になります。このゴースト内にマラリア原虫がすみつきます。マラリア原虫は身体内で生きのびるために、そのすみかとして赤血球がたくさんほしいので、造血系の血球をつくるサイトカインと同じタンパク質をマラリアのミトコンドリアが産生し、これをハイジャックした赤血球からだして造血の指令を発します。マラリアは造血しやすい古巣の造血系の

第九章　生命の謎を解く究極の免疫学

肝臓でこのサイトカインを分泌します。肝臓が門脈の栄養分に支えられているから、この栄養でマラリアミトコンドリアがサイトカインをつくるのです。普通は、細胞に寄生微生物のウィルス、細菌、マイコプラズマがすみつけば細胞膜に、わずかではありますが、必ず変化がおこって主要組織適合抗原（MHC）に感知され、抗体やインターフェロンができて感染した細胞は活動がしにくくなります。ところが、赤血球の場合、中のマラリア原虫が勝手にすみついて勝手気ままにサイトカインを分泌しても、膜に変化がおこりません。というのも、赤血球は大量の酸素を運搬するために、脱核といって、核までなくしてしまった細胞ですから、遺伝子がまったく残ってもいないのです。赤血球内に異物が入りこんでも、外側のゴースト膜に変化はすぐに現れないので、治しようがないのです。だから抗核抗体もできません。こうして考えると、マラリアのミトコンドリアのタンパク質合成系を阻害する治療法はすぐに思いうかびます。マラリアのサイトカインができなくなって肝臓でマラリア原虫専用のハイジャック赤血球が生まれないようにすればよいのです。新潟大学の安保徹先生のヌードマウスを使ったマラリアハイジャック赤血球の研究で、マウスにアミノ酸欠乏食を与えるとマラリア感染ヌードマウスのマラリアハイジャック赤血球がなくなり、マラリアが発症しないという報告があります。この研究で明らかになることは、マウスのえさの中のアミノ酸によってマラリアのミトコンドリアで宿主の造血用のサイトカインが産生されるということです。通常の

237

ウィルスは自分用のウィルスタンパク質を宿主の細胞に作らせて生活します。しかし、マラリアの場合は、原虫ですから自分のミトコンドリアを使って、自分用の造血のためのサイトカインタンパク質をつくっていたのです。だから、そのタンパク質産生の材料となるアミノ酸を絶てば、マラリア原虫は活動できなくなるわけです。本質を把握すれば、一を聞いて十を知るように、錯綜する現象の背後にひそむ法則性が解明されるという一例です。

ついでながら、マラリアの治し方を記しておきます。第二次大戦中、南方に進駐した日本兵の多くがマラリアに感染しました。当時、マラリアは不治の原虫感染症であるといわれていましたが、復員した多くの感染者が、数回の発熱発作があった後に日本で何もしないうちに自然治癒してしまいました。なぜでしょうか？　身体に巣くったマラリアは、サイトカインをつくって赤血球内で増えますが、このときに発熱します。しかし、発熱すると白血球が活動力を増し、マラリア原虫の増え方が少しずつ減ります。一方、日本ではマラリア原虫の感染源がありません。マラリアの感染源である蚊による原虫の補充がありませんから、体力回復とともに時間の作用で新陳代謝して、マラリア原虫の巣くっているハイジャック赤血球数が赤血球の代謝回転（だいたい二ヵ月で死にます）とともに減少します。その結果、一年以内くらいの間に、原虫が体からいなくなって治ってしまうのです。ですから、マラリアを治すには、マラリア蚊のいないところで、安静に暮らすことがいちばんなのです。

それではなぜ、マラリアは治らない病気だと信じられてしまったのでしょうか。それは抗体ができて免疫力がつく、という普通の感染症におこるプロセスが、マラリアにはないからです。前述したように、赤血球膜はマラリアにハイジャックされてもまったく変化しないので、この赤血球を白血球が破壊するすべがないのです。また、日本人はあの大戦のときにはじめて南方の地の風土にふれました。そこで、地元の人が頻繁にマラリアにかかっているのを見て、免疫力がつかない病気だと気づき、それなら治らないのだろうと思いこんでしまったのでしょう。地元の人々の場合には、日常的にマラリア蚊に刺されているのですから、つねに原虫が身体内に入ってくるため、治りようがありません。しかし、先ほども述べたように、マラリア原虫の侵入がなくなれば、時間とともにマラリアの原虫は減り、マラリアも治っていきます。

余談になりますが、アフリカにはヘモグロビンの分子病に鎌状赤血球症というのがあります。ヘモグロビン分子のアミノ酸塩基が突然変異で一つだけ普通ではないために赤血球が三日月型になる分子病です。この患者は常時貧血で不調で元気がないのですが、この病気にかかっている人々はマラリアにだけは感染しません。赤血球がつぶれていてマラリア原虫がうまく赤血球の中に住むことができないのです。マラリア原虫が赤血球をハイジャックしたくても三日月型では駄目なのです。こうしてアフリカでは元気のない分子病の貧血の人々がマラリアにだけは強いため、世界の他の地域に比べて、かなりの数で生き残っているという興味深い現象がおこっています。このようなときだけは、ダーウィニズムが当てはまります。

つまり、マラリア原虫の感染に対する不適者が一般人の中で「どっこい生きている」状態です。不適者生存という皮肉なダーウィニズムです。

新陳代謝がきちんと行われれば免疫病も克服できる

ここまで述べてきたように、全身的に症状がおこる免疫病は、細胞内に無害の常在性のウィルスや雑菌などが血流・リンパ流を介して感染する、細胞内感染によっておこっています。それでは、細胞に細菌やウィルスが入りこんで遺伝子がキメラになってしまったら、もう打つ手がないのでしょうか？　そんなことはありません。まずリンパ濾胞から微生物が体液内に入らないようにすることが必要です。ついで、細胞のリモデリング（新陳代謝）を促すことで、ウィルスや雑菌を排出したりできますし、あるいは排出できなくてもその力をそいでいくことは可能です。ちょうどマラリア原虫がいない日本では、不治の病と思われていたマラリアが自然治癒するように、身体をいたわれば治ります。細胞のリモデリングを促すために、ミトコンドリアがいきいきと活性化する環境を整えることが大切です。決して腸や皮膚を強冷することなく口呼吸を鼻呼吸に改め、身体を温め骨休めを十分にし、食物を正し、十分に咀嚼して食べれば、病気が自然と治っていくのがこの手の免疫病です。

たとえば、潰瘍性大腸炎やクローン病のように、一般には「手強い」と思われている慢性病でも、治療の基本的な指針は同じです。潰瘍性大腸炎の場合、今の標準的な治療では、まずステロイドによる対症療法をひたすら行い、病状がこじれると大腸を手術で取ってしまいます。しかし、私は、本当にステロイドを徐々に減らしながら、口呼吸を正しい鼻呼吸に改めさせ、冷たいものを禁じ、身体によい食餌指導をし、骨休めを十分にする方法で、この病気の患者を十名以上治癒に導いてきました。

話がわかりやすいので、ここで、潰瘍性大腸炎を例にとって、なぜ口呼吸を直し、腸も冷やさず体を温め、食餌をコントロールし、骨休めをすればこの病気が治るのかを説明します。

まずなによりも、腸の筋肉と上皮下組織の細胞内感染の根を絶つことが肝要です。つまり、新たに細胞内感染の原因となる細菌やウィルスが血液内に入ってこないようにすることです。それには口呼吸を直し、腸を冷やす飲みものや食べものを一切摂ってはいけません。常温の水もヨーグルトも生野菜も冷えた果物も禁物です。胃腸の温度が一度下がると口呼吸と同様に、腸扁桃から黴菌がリンパ液を通って血液に入ります。また、虫歯や歯槽膿漏、痔疾などの感染症の治療をきちんと行うことも大切です。さらに女性は症状がなくても一日一回の膣洗浄が必須です。

こうして無害な常在性腸内の細菌が新たに白血球内や血液内に入ってこなくなれば、細胞がどんどん新陳代謝、つまりリモデリングするうちに、細胞ごと細菌もリニューアルされて細胞内感染した細胞の数が時間の経過にしたがって減ってきます。新たに入ってくる微生物をシャットアウトし、身体を温かくして細胞の新陳代謝（リモデリング）が活発化するようにすれば、一定の時間が経過すれば細菌に汚染された細胞が身体の中から消失してなくなってしまいます。一日に六十兆個でできているヒトの成体の細胞のうち一兆個が一晩で新たにつくりかわります。一キログラムの肉が白血球によってリモデリングするのです。潰瘍性大腸炎は、かかると一生治らない病気と思われていますが、わかってしまえば、このようにかなり簡単に法則性をもって治すこともできるのです。この治し方の基本的な考え方は、潰瘍性大腸炎でも喘息でも、膠原病、心筋症、間質性肺炎、多発性硬化症でも、リューマチでもみな同じです。

今、人類進化学で、人間の進化を逆にたどっていくと七人の女性にいきつく、という説が知られるようになってきましたが、この説も、その根拠はミトコンドリアです。なぜ七人の男性ではなく女性に行きつくのかというと、ミトコンドリアは母系遺伝しかしないからです。人間の個体発生は、卵子と精子の結合から始まりますが、精子のミトコンドリアは、頭の核の部分には一切ありません。卵子と結合したとたんに、しっぽは切り離されてしまいますから、結局、卵子のミトコンドリアしか伝わらないのです。それで、そこに注目してさかのぼっていくと、たったの七人になる、だから七人のイブが人類の母だ、というわけです。ミトコンドリアの遺伝子、ゲノムはほとんど解析されていますから、そのパターンを分析していけば、七人にたどりつくわけです。

ミトコンドリアの研究をつきつめれば、医学の分野でも今日不明の部分がもっと見えてくることがあると思います。とくに、ミトコンドリアが生体のエネルギー産生を担っている点に注目すれば、人間をエネルギーという観点から捉えなおすことができます。

今までの医学は、人間を物質という側面ばかりから捉えてきました。どの部分がどういう化学物質でできていて、どういう反応を相互にしているのか、ということをミクロに研究し、それなりの進歩と成果をあげてきました。しかし、人間をじっさいに動かしているのは身体内の化学反応だけではありません。そこにエネルギーも深く関わっているのです。身体を温めると病気が治るのも、そこに人間の生命活動の根本現象であるミトコンドリアの働きに、温度が大きく関わっているからです。

ミトコンドリアから見えてくる本当の統合医療

身体の微細なシステムがここまでわかってきたのですから、いま医学でもっとも大事なことは、それをもっと統合的に捉える医療を考えることです。おびただしい数（六十兆個）の細胞からなる私たちの身体も、その基本システムは単細胞動物と同じです。ミトコンドリアの機能にエネルギー産生の大半を依存して生命活動を行っている、ということを深く理解することが、何よりも必要です。

前に述べたように、ミトコンドリアというのは、進化の過程で寄生体として侵入してきた、と考えられるものです。じっさい、私たちの身体には自由自在に細菌が寄生体として入ってくるということをもっと素直に認識する必要があります。ウィルス・細菌・原虫から寄生虫に至るまでその体表の膜には主要組織適合抗原などはありません。なければ種特異性はあるもののかなり自由自在に動物の身体に入って共存します。自己・非自己の免疫学ではこのような寄生生物は「自己」と決めましょうというような愚かな決めごとをサイエンスの名のもとに行っています。それで免疫の叛乱とか白血球の教育といった大人のおとぎ話がでてくるのです。サイエンスとは何かを知らぬ人が学問を語るからこんな混乱が生じるのです。腸内細菌がちょっとしたことで血液内に入ってきて、人間の生命活動をゆっくりとわからないうちに障害します。こうした細菌の血液内への侵入があまりに多量になると病気になりますから、多量に入らないように日々の生活に気をつけていく必要があります。

また、腸の性質というのをよく知っておく必要があります。腸が冷えると細菌がどんどん白血球を介して身体の種々の細胞に入りこんでいきます。ですから、腸は決して冷やしてはいけません。それと、疲労の蓄積、過労、骨休め不足も、ミトコンドリアへの過剰な負担を招き、病気がおきる素地をつくります。ですから、身体に疲れをためてはいけません。

じっさいに大量に細菌が入ってくると身体の中でどんなことがおこっているのでしょう

か。血液の中を見ると、一目瞭然です。たとえば、生の魚や魚介類の干物を食べたあとで、血液をのぞきますと、大量の細菌が混入しています。この事実を知らない医者が案外多いことには、少々驚いています。食べものとともにたくさんの細菌が入ってくると、それはすぐに消化されるわけではなく、腸の粘膜から吸収されて、血液中に流れるのです。顕微鏡で血液を観察すれば血液の状態やそこに入りこんだ細菌のようすは手に取るように見えます。ウィルスは小さすぎるのでそうした機器では見えませんが、細菌ははっきりと見えます。

つまり、私たちの身体には、つねに細菌が入りこんできており、それを無数の細胞が処理しているのです。最近、輸血したら血液が細菌に汚染されていて、患者が死亡したという記事がしばしば新聞にでるようになりました。じつは、健康な人が四度のビールを飲んだり、アイスクリームを食べたりした後、三日もたたないうちに献血をすると、そういう汚染された血液が採取されてしまうのです。再々述べますが腸を冷やす（一～二度下がると）と腸内細菌が血液に入って黴菌だらけの血液になります。これを輸血すると弱った患者は死んでしまいます。しかし、このような常識すら、多くの医学者は知りません。ですから、血液センターの人々たちも、どうしてそんな事態がおこったのかわからず、ただ呆然としていて、なすすべもないのです。要は日本の医学者の度を過ぎた勉強不足が今日の大混乱を招いているだけです。

ミトコンドリアが生命の渦を動かしている

私は、生命のしくみを説明するときに、キーワードとしてリモデリングという言葉をよく使います。これは、昔から新陳代謝とよんでいたもののことです。新陳の陳というのは古いという意味ですから、新陳は新旧という意味です。代謝というのは、交替するという意味です。新陳代謝のことを、ドイツ語ではシュトッフベクセルといいますが、シュトッフが物質で、ベクセルが交換、つまり物質交換という意味です。

リモデリング（新陳代謝）は昔から渦にたとえられてきました。川が流れて渦ができます。渦をつくる水はつねに入れ替わっているけれども、そこには渦が存在しつづけています。結局のところ、生命というのは、そんなふうに渦みたいに存在しているのです。つまり、入れ替わる物質はとどまることなくエネルギーを発生しそのエネルギーを使って渦が回っている、それが生命です。そして、その渦の巡る過程全体が物質のつくりかわり、つまりがリモデリング（新陳代謝）なのです。

人間の身体は、この一瞬一瞬にも新陳代謝がおこり、物質が入れ替わっています。身体の多くの細胞は、二ヵ月で入れ替わります。もちろん骨など、もっと長い時間をかけて入れ替わる細胞もあります。しかし、人間の身体を物質として捉えれば、一年も経てば、ほとんどが別のものに入れ替わっています。しかし、それでいながら、精神も生命も一貫して連続性を保っています。

こうして考えると、生命というのは、物質をとりこみ、それを分解してエネルギーの渦が巡りながら新旧の物質が入れかわることによって老化・エイジングを克服するシステムであり、物質だけに注目して捉えられるものではありません。しかし、現在の医学は、エネルギーについての認識が欠けており、そこからさまざまな問題が生じています。エネルギーとは再々述べているように質量のない物質です。このエネルギーで遺伝子の引き金が引かれるとサイトカインや酵素ができるのです。エネルギーはちょうど触媒として遺伝子に作用します。

ミトコンドリアの行っているエネルギーの産生（エネルギー代謝）にも、リモデリング（新陳代謝）にも、もとよりこれを回転させる機動力としてのエネルギーが必要です。そして、エネルギー代謝と新陳代謝の本質も、エネルギーを考慮に入れないと把握できません。エネルギーの作用によって私たちの細胞の機能のすべてが営まれています。細胞の中にあるミトコンドリアも、エネルギーによってミトコンドリアの遺伝子の引き金が引かれて、リモデリングしたり増殖して機能しているのです。このときのエネルギーが、熱であり、太陽光線のソーレー帯です。ミトコンドリアの活動には、温熱と光刺激が必須なのです。

恒温動物は自分で体温をつくりだしていますが、そこにもミトコンドリアが活動していますす。たとえば、指先などが極端に冷やすと、しもやけができます。しもやけができるとむくんできて浮腫になります。しもやけがおこるしくみを考えてもミトコンドリアの働きがわかります。細胞の働きで発生する老廃物は汗と尿の成分として細胞から排出されます。この重要な働きを担当しているのが、ミトコンドリアです。ミトコンドリアがエネルギーを産生する電子伝達系を働かす過程で、ステロイドホルモンのミネラル・コルチコイドとグリコ・コルチコイドが作用して、すべてのミネラルイオンとビタミンを駆使してピルビン酸を分解し、エネルギー物質のATPをつくるときに汗と尿のもとがつくられるのです。ところが、これは、ある一定の温度があってはじめてスムーズに行われるものです。身体が、極端に冷えると、ミトコンドリアの活動が阻害され、ミネラルの代謝もくるって細胞内液と細胞外液のバランスを失って浮腫となり、かゆみのあるしもやけになるのです。

皮膚を冷やせばしもやけになるように、腸を冷やしても腸の中がしもやけのような状態になりますが、身体の中にあるから、本人にはわかりません。それでも腸の筋肉と神経のミトコンドリアはくたばってしまっています。ミトコンドリアがきちんと働くためには、摂氏三七度以上の温度が必要なのです。だから、病気のときに熱がでるのは生命体としてひじょうによいことなのです。

熱と光でミトコンドリアはいきいきと働く

私たちの脳には、内臓の働きを司っている大脳辺縁系、いわゆる内臓脳に、体温中枢と睡眠中枢があります。ちょうど視床下部のあたりです。体温中枢というのは、体温をコントロールしているところで、温度がですぎると汗をだせ、という指令をだして体温を下げます。ところが、体温が低い場合は全身の細胞のミトコンドリアの働きを発熱だけに切り替えてエネルギー物質のATPを作らない脱共役の指令をホルモンでだします。それで身体中のエネルギーが発熱のために取られて脳神経の働きも悪くなり何もかも駄目になってしまうのです。また、体温中枢と睡眠中枢が同じ場所にあるので、体温中枢の異常が睡眠中枢に影響してよく眠れなくなります。

低体温で体調が悪い人、慢性の病気が治らない人は、たいていミトコンドリアがくたばり果てています。そこで、本書でしばしばでてくる人工太陽光線療法の光健燈について述べます。じつは太陽光線は、ミトコンドリアの呼吸タンパク質チトクロームとヘモグロビン、ミオグロビンを活性化するために細胞呼吸をいきいきと回復させます。つまり、光のエネルギーが、細胞呼吸を奮い立たせるのに有効なのです。もちろん、光を当てただけで治るわけではなくて、同時に体温も上げなければいけません。光を浴びて、体温を上げれば、徐々にではありますが、全身のミトコンドリアのエネルギー代謝がよみがえりますから、その結果、脳内ホルモンのアンバランスでおこっている精神症状なども改善されます。脳内で活動が低下していたミトコンドリアが、活性化するからです。先日もテレビ番組で、光を浴びると不登校が治ったというレポートをしていましたが、これも同じように、ミトコンドリアが正しく機能するようになったためといえます。

　私たちの細胞の中にある遺伝子は、発現していないものと発現しているものがあって、それによって、その細胞の特質が決まってきます。それが、最近よく聞かれるようになった、遺伝子のオンとオフ、というものです。遺伝子をオンにする引き金を引くのは、質量のある物質と、エネルギーです。物質の場合は、たとえば酸素が赤血球造血を誘導します。ある物質の刺激によって化学的な反応がおこり、その反応のエネルギーによってそれまでオフだった遺伝子がオンになると考えられます。

　ところが、物質だけでなく、エネルギーも遺伝子の引き金を引きます。たとえば、血圧が上がると、その物理的なエネルギーによって遺伝子の引き金が引かれます。物理的なエネルギーが電位に変換されると、ある種の遺伝子の引き金が電位によって引かれ、その細胞の特性を決定づける、あるいは変化させるような物質が産生されます。また、光の場合は、光エネルギーがロドプシンの産生を促す遺伝子の引き金を引く例がよく知られています。ロドプシンは視物質といって、これがないと光を感知することができません。つまり、光の刺激がなければ、ロドプシンも産生されず、その結果、視力が得られません。つまり、物質と同じように、エネルギーも、核とミトコンドリアの遺伝子にとっては、触媒のような働きをしているのです。

遺伝子のオンとオフが、どうやら物質やエネルギーによって行われるということはわかったわけですが、ただ、ではどう刺激したらどの遺伝子がオンになるか、ということについては、まだほとんどわかっていません。たとえば、電流によって遺伝子の引き金が引かれるのはほとんど骨格系の遺伝子です。また、呼吸細胞になる遺伝子は、どうやら酸素によって引き金が引かれるらしい、ということも観察されています。しかし、他には、まだほとんど解明されていないのが実情です。逆に、それがすべて解明されたら、一つの細胞からいろんな臓器が作れるようになります。たとえば、筋肉の細胞を取りだして培養し、腎臓の細胞をつくる、網膜の細胞をつくったり、といったことも可能になります。ほとんどすべての細胞が個体全体をつくる遺伝子を共通してもっているということをつねに心にとめておいてください。

エネルギーから生命を捉えなおそう

人間の身体は、リモデリング（新陳代謝）によって絶えず変化しています。つまり、生命体というものは、じつは確固たる物質に基づいて存在しているのですが、生命現象は物質が流れこんで流れ去っていくときに発生するエネルギーの渦のようなものとして存在しているのです。物質はエネルギーが働く過程に関与しているだけで、それも次々と入れ替わっていきます。また、エネルギーそのものも生命体ではありません。エネルギーも絶えず流れ去っているからです。結局のところ、生命とは流れの中に現れるエネルギーの渦でしかないのです。古来から生命現象のエネルギーの渦を魂と呼び、魂の宿る生命体を肉体とよんでいました。エネルギーの渦が抜け去ってしまうと肉体は魂の抜けた「無き殻」となるのです。古代人は内臓脳思考でこうしたことをみな腹の内臓脳でわかっていました。

長い時間軸でみれば、私たちの肉体は外部からエネルギーや酸素や栄養を受け入れ、これらを排出しながらエネルギーの渦を巡らせていますから、宇宙に対して解放系ですが、短い時間にしぼってみれば閉鎖系のごとく見える、ということになります。そう考えていくと、私たちの存在そのもののエネルギーの渦は肉体を離れて存在することも不可能ではないとも考えられますが、それ以上のことはまだ確かなことはいえません。

この考え方は、仏教の考え方に通じるところがあります。じっさい、仏教は物質とエネルギーについてよく考察しています。ただ、残念なことに、エネルギーも実体として存在するということについての考察が希薄です。エネルギーについて、究極のところを「空」と片づけてしまっているところが、残念です。「色即是空」というのは、色は形ある質量のあるもの、つまり物質で、空が質量のないエネルギーのことです。質量のある物質の「色」はある極限状態でエネルギーに変換されます。これこそがまさに「エネルギー保存則」です。宇宙を構成する時間と空間と電磁波動エネルギーと質量のある物質と、物質に備わった引力、力学エネルギーの五種がすなわち、宇宙にあまねく存在している「色即是空のもの」なのです。

人間の身体は数十兆個の細胞からできています。人間はたいへん進化の進んだ多細胞生物です。しかし、私はよく、健康な身体を保とうと思ったら自分の身体をまるごと一粒の細胞でできているかのようにケアーするようにすすめています。私たちの身体は眼や耳、心臓や肺、前立腺や膵臓といったように、何十もの器官や臓器から成り立ち、何百種類もの細胞でできています。しかし今の医学では眼だけを眼科で診て、歯だけを歯科で診て、耳と鼻だけを耳鼻科で診る、膵臓だけ、腎臓だけ、心臓だけ、子宮だけというようにおびただしい数の専門医にかかってケアーしているので、健康な身体など保てるはずもありません。多細胞動物も単細胞動物も同じシステムで生命は働いています。身体全体を自己責任のもとにエネルギーと栄養面の両者から自分自身でケアーすることが肝要です。

一粒の細胞でできている単細胞生物の場合、生きるための栄養やエネルギーはすべて周りから取りいれます。たとえば、実験室で培養している哺乳動物の培養細胞や単細胞生物にとっては、世界はそれをとりかこむ培養液がすべてであり、培養液の栄養がなくなり、酸素がなくなれば、死んでしまいます。一方、多細胞生物の身体の中の細胞の多くは、どこから栄養やエネルギーを取りいれているかというと、血液です。つまり、先ほどの単細胞生物にとっての培養液に相当するのが血液です。多細胞生物の場合は、それぞれの細胞の中のミトコンドリアがホルモンをだして指令して、この血液から酸素や栄養を補給したりします。単細胞生物の場合は完全に百パーセント周囲の状態に依存して、入ってくるものだけを頼りにミトコンドリアが九五パーセントぐらいのエネルギー代謝を行い、それでリモデリング（新陳代謝）をしていますが、多細胞生物の場合は、数多くの細胞が連携しながら、血液を通じてそうした活動を行っています。

感染症については、単細胞生物に細菌が巣くう場合、三つのケースがあります。一つはメディウムの感染で、もう一つは細胞の表面に感染するもの、もう一つは細胞の中に入ってしまう細胞内感染です。一方、多細胞の場合は、身体の表面や肺や腸管の内腔の表層に感染する場合と、体液、血液やリンパ液、細胞間質のメディウムに感染する場合があります。さらに、多細胞生物にも、単細胞生物におこるような細胞内感染があります。従来、ウィルスだけがよく知られていましたが、細菌でもこの細胞内感染がおこります。これが見落とされているのが、今の医学の問題なのです。

細胞内から私たちの身体を制御するミトコンドリア

私は、長年ミトコンドリアの働きについて研究し、生命のしくみの謎を解いてきました。こうした研究が可能になったのは、すべてを本質に着目して定義にさかのぼっておおもとから考えてきたからです。

たとえば、ミトコンドリアの働きを知るために、私はまず単細胞動物の生命のしくみと多細胞動物のしくみを比較し、ミトコンドリアの働きを把握しました。このことはすでに述べましたが、ミトコンドリア自身が細胞の生命の鍵をにぎる小器官で、自身の働きをすべて血液にホルモンをだし、血液を仲立ちに身体のいろいろな器官の細胞に働きかけて身体の各部分をホルモンで連繋して働かせます。こうして血液内のミネラルや酸素や栄養を調整し、呼吸や血圧を制御します。これにより、身体全体の細胞に存在しているミトコンドリアの呼吸運動を中心としたエネルギー産生とそれに共役した細胞の重要機能を遂行します。ある器官の細胞のミトコンドリアの働きが悪くなると、その器官の細胞呼吸がうまくいかなくなり、その細胞の機能が衰えて、ひどくなるとその器官が死んでしまいます。そのときには、普通強い痛みがでます。正座してしびれたときの回復時の痛み、心筋梗塞や膵臓壊死や結石の激痛、凍傷のときの細胞死の痛みです。どうやら細胞呼吸が障害されると痛みがでるらしいということが推察されます。つまりミトコンドリアの働きが悪くなると痛みがでるのです。ところで、かゆみというのは、痛みの弱いものです。ミトコンドリアの働きをよくするには、血液の巡りをよくして酸素を行き渡らせるゆるやかな呼吸体操と、身体を温めることが必要です。これによりたいていの筋肉痛や内臓の鈍痛はとれます。アトピーでも寒いと痛みとなり、低体温でなまじ温かいとかゆみとなり、体温を上げて十分に温めたうえで酸素を補うとかゆみが消えます。ステロイドが痛みやかゆみに効くのは、ステロイドホルモンのミネラル・コルチコイドとグリコ・コルチコイドが共にミトコンドリアで、電子伝達してエネルギー物質をつくりだし、ミトコンドリアがスムーズに働くためです。反応が早いので、即効性があります。こうして考えてもかゆみや痛みの発症は、細胞小器官のミトコンドリアの変調によるのです。

先に、すべての高度に分化した高次機能をもつ細胞の特徴的な働きや物質を直接ないし間接的につくるのが、その細胞のミトコンドリアであることを述べました。何をつくるにもエネルギーが必要ですから、当然といえば当然です。骨のもととなる石灰物をつくるのも骨や歯の細胞のミトコンドリアです。歯髄の細胞は、冷水でも蔗糖の浸透圧でも、接触でも、冷水でも、熱でも、打診でも、空気でもすべて痛みに感じます。歯肉はかなり鈍感なのに対して、同じ外胚葉上皮下の間葉組織である歯髄が眼と同じくらいに痛みに鋭敏なのは、いったいなぜでしょうか？　じつは、歯は眼と同じくらいに敏感な感覚器官なのです。というのも、歯髄は象牙質をつくる細胞でできていて、ミトコンドリアが極めて多量に存在するからです。だから、大脳新皮質を使いすぎると、とくに眼と歯髄が痛くなります。

また、そうしたときに、太陽光のソーレー帯の波長の光を照射すると痛みが治まるのも、痛みがミトコンドリアから発している証拠です。筋肉痛も子宮内膜症の痛みも生理痛も、太陽光が有効ですが、これは雑菌に生殖系器官の細胞が汚染されて弱っているミトコンドリアが太陽光のエネルギーによって活性化するためです。光でミトコンドリアが活性化すると黴菌が消化されておとなしくなってやがて吸収されてしまいます。

外呼吸の肺と細胞呼吸のミトコンドリアの仲を取りもつのが血液・リンパ系つまりメディウムです。メディウムのセンターには二つあって、一つが造血系器官で、こちらは文字通り、血液細胞をつくるシステムです。もう一つが血液の最終産物をつくるシステムで、これが泌尿生殖系器官です。尿と汗は、細胞が働いて老廃物を産生したり、代謝したりリモデリングしたりしたときに排出される不要産物で、生殖細胞は造血系の一種の余った栄養です。尿と生殖物質は生命体にとっては等価です。その違いは、不要老廃物と余った栄養ということにつきます。この泌尿生殖系器官のミトコンドリアのつくりだすホルモンで、血液の運ぶ酸素と栄養を使ってエネルギーを生みだし、そのエネルギーを使ってリモデリングし、筋肉運動し、神経が働きます。ある年齢に達すると造血系の一種の性腺が熟してきて生殖細胞が分化し、やがて生殖活動をはじめます。この一連の生命活動を制御するのが下垂体副腎システムです。

泌尿生殖器のミトコンドリアの働きを知るには、下垂体副腎系についてのすでに知られている事実から考えることが大切です。ハンス・セリエが一九三六年に唱えた「ストレス学説」は、「種々の有害作用（ストレス＝エネルギーと質量のある物質）にさらされた個体は、副腎髄質ホルモンのアドレナリン分泌によってこれに応ずると共に、脳下垂体副腎皮質系が反応し、副腎皮質ホルモンが分泌され、有害作用に対して防御的に反応する」と、ストレスへの反応を説明しています。副腎皮質ホルモンというとステロイドホルモンのことだと思って、これは薬ではないかと思う人も多いと思いますが、脊椎動物には進化の初期から副腎皮質ホルモンが鰓の腸に存在します。腎・副腎の泌尿・生殖系器官は造血器の一種で血液の代謝産物の泌尿と余った栄養の血液細胞の特殊形の生殖細胞とこれらに関連するホルモンをつくる造血系器官です。鰓の部位にありますが、動物が泳いで頭進するようになると、スピードが上がるにつれて、食物や酸素が消化吸収され代謝されてこれらを材料として利用し細胞分化するのに時間がかかりますから、進化の過程で時間の作用により、鰓にあった泌尿生殖系器官は重力の慣性の法則で肛側にずれていきます。その結果、口肛の分極がおきるのです。腎・副腎系が鰓の一部である証拠は、哺乳類では発生初期にある前腎とキュビエ管に見いだせます。ヒトの腎臓に造血系サイトカインのエリスロポイエチンが存在するのは、腎・副腎系が鰓部の造血器の一部であった証拠です。それで副腎は、発生も構造も働きも脳下垂体とそっくりで、共同して働くのです。

副腎皮質ホルモンの他に性腺から分泌されるステロイドホルモンもありますが、これらは合計三十種類以上にのぼります。すべて、身体全体の細胞の遺伝子に作用して、遺伝子の様々な引き金をこれらのホルモンが引きます。副腎皮質ホルモンは約九種類があり、大別するとミネラル・コルチコイドと糖とタンパク質代謝のグリコ・コルチコイド、脂質代謝に関するコルチコイドと性ホルモンです。いずれにしても細胞全般の新陳代謝の要を握るホルモンが、この極めて小さなホルモン器官によって制御されています。

では、ステロイドホルモンは、どこで合成されるのでしょうか？　これはミトコンドリアの中で合成されることが明らかにされています。まずアセチルCoAからメバロン酸が合成され、これらが変化し重合してスクアレンとなり、さらにコレステロールとなってステロイドホルモンの原料となります。ミネラルの代謝は、どこが中心となって行われるかといえば、これもミトコンドリアの電子伝達系においてです。糖の代謝はこれまた、解糖以外のピルビン酸の代謝はミトコンドリア内で行われます。そしてこの糖の代謝に必須のビタミンA、B、C、D、Eのすべてはミトコンドリア内が活躍の中心地です。脳のモノアミン（カテコールアミン＝アドレナリン・セロトニン等）の代謝も、すべてミトコンドリア内で行われることがすでに明らかにされています。

副腎髄質でできるアドレナリンも当然、髄質細胞のミトコンドリアで合成されます。必須脂肪酸や必須アミノ酸が欠乏すると、ミトコンドリアは機能が駄目になってしまいます。そして脂肪の代謝もすべてはミトコンドリア内です。つまり、ミネラル・コルチコイドもグリコ・コルチコイドも、結局のところ、副腎皮質ホルモン剤の主要な働きの目標とする器官（標的器官という）は、じつはすべての身体の細胞の中にある小器官のミトコンドリアです。そしてミネラルの代謝が狂うから尿や汗のもとのバランスが狂って、ステロイドホルモンを使っているとむくんでくるのです。副腎皮質ホルモン剤として使われるものは、すべてこのミネラルと糖、アミノ酸に作用するものだけで、性ホルモン作用のものは、別口のステロイド剤として、筋肉増強や更年期症状の改善に使われます。ステロイドホルモン剤が臨床医学で今日世界中で、おびただしい量が使われていますが、ステロイドの標的器官のことも、ステロイドが身体中のどこでつくられるのかも（ともにミトコンドリア）医学者は誰一人考えることなしに使っていたのです。

ここまでわかればステロイド療法を通してミトコンドリアのいろいろなことが明らかとなります。まず、関節の痛む人がステロイド注射を受けると、またたく間に痛みがとれます。ステロイドの副腎皮質ホルモン剤が細胞外液に注入されると細胞内に入り、ミトコンドリアに取りこまれて滞っていた電子伝達系が急に円滑に流れるようになりＡＴＰが産生されます。これで痛みが消失するのですから、痛みはミトコンドリアの電子伝達系の流れが何らかの理由で滞っていると発生する、ということがわかります。正常時には電子伝達系に僅かの発熱がありますが、ステロイドホルモン剤を使うと発熱なしでＡＴＰがつくられますから、それで低体温となるのです。体温を発生するのに細胞質内の解糖が数パーセントで、他はすべてミトコンドリアの酸化的リン酸化です。恒温動物の体温が一度下がれば、ミトコンドリアの働きは共役をやめて熱のみを発生し、ＡＴＰはつくらなくなります。これが低体温の怖いところです。ミトコンドリアのエネルギー代謝が熱だけしかつくらなくなるからです。冬眠する動物と哺乳動物の赤ちゃんにはブラウンファット（褐色細胞）があります。脂肪内にミトコンドリアがぎっちりとつまっていて、もっぱら熱をつくります。赤ちゃんに冷たいミルクを与えるとすぐにアトピー症状がでるのは、腸を冷やすためです。赤ちゃんは三七度以上の体温が必要なのです。

エネルギーに目覚めて健康に生きよう

低体温で知能が衰え、冷血漢になる理由もここにあります。昔の人は「冷酒はやくざと渡世人だけ」ときつく戒めましたが、これは、心で考える内臓脳思考の賜物です。今は日本中で四度の冷酒をあおる人が増え、冷血な与太者のような考え方しかできない人が増えました。ミトコンドリアをもっといたわって大切にしないといけません。腸を冷やして腸の筋肉と神経細胞と脳のニューロンやグリア細胞のミトコンドリアが駄目になると幻覚幻聴から分裂病、鬱病、果てはアルツハイマーの痴呆にもつながります。

セリエのストレス学説では、生物学的ストレスつまり細菌やウィルス、マイコプラズマの感染には、下垂体副腎系の器官は無縁と考えました。同時に感染性の疾患には副腎皮質ホルモン療法は禁忌としたのです。セリエのいうストレスとは何かといえば、まず重力エネルギー、気圧、気温、寒冷エネルギー、温熱エネルギー、音、超音波、光線、恐怖、対人関係の生命エネルギー、X線、放射線等質量のないエネルギーのことです。これらのエネルギーで、下垂体・副腎系のミトコンドリアが障害されるのです。実例としては対人関係ショックや高山病、凍傷、骨休め不足の過労、局所麻酔のショックや外傷性ショック、放射線障害や熱射病等には副腎皮質ホルモンは極めて有効で、生命を救うことが可能です。そのほかに体細胞なり下垂体副腎系のミトコンドリアを障害するエネルギー以外のものが何かあるのでしょうか？　つまりミトコンドリアの機能を障害する質量のある物質です。最も有名なのが青酸カリ（シアン）や一酸化炭素中毒で、ミトコンドリアの電子伝達系が一瞬にして止まり、心停止します。次がビタミンB群の完全欠乏の脚気心でやはり心停止して死にます。並の食事をしていれば、ミネラルやビタミンが完全欠乏することはありませんから、脚気病死のような死はビタミンB以外の栄養素やビタミン、ミネラルの欠乏ではおきません。ただ糖の代謝が狂ってピルビン酸が円滑にできなくなる重症の糖尿病では、脚気や線維筋痛症や多発性筋炎に極めて近似した症状つまり筋肉と神経がやられて失明してやがて死にます。

さて最後に残るのが、質量のあるものでミトコンドリアを障害するもので、これが今世界中で医学者が血眼になって探しても見つけられないものです。自己・非自己のお伽話の免疫学者が寄り集まって解こうとしている免疫の「叛乱」の謎の実体です。これこそが再々述べてきた腸内の常在性の細菌やウィルス、マイコプラズマの細胞内感染症です。これらは喉の扁桃や腸扁桃のパイエル板のM細胞から白血球内やリンパ液血液内に人類特有の行動様式で取りこまれ、身体中に播種され（ばらまかれ）ます。これらの寄生微生物によって、寄生した細胞のミトコンドリアの酸素や解糖系栄養が横どりされることにより高次機能細胞が機能不全に陥ります。こうして感染した臓器別に種々の従来型の難病の免疫病が発症します。さらに強烈な冷たいもの中毒と口呼吸でおこる昔の脚気に似た新型の神経筋肉病も、その症状はすべて共通しています。筋肉と神経がやられて足腰が立たず視力が障害され、最後は横隔膜が麻痺し、顎口腔、舌筋と心筋が麻痺して死に至ります。

今日ミトコンドリアと病気の関係が注目され、ミトコンドリア病とよばれる疾患もありますが、これはミトコンドリアが突然変異しているためではなくて、先に述べたように広範に神経と筋肉の細胞内に雑菌が感染したためにこれらの細胞のミトコンドリアがつぶれておこっているのです。人類特有の身体の構造的欠陥の「口呼吸」と「冷たいもの中毒」と「骨休め不足」が重なると腸内の無害の常在菌が細胞内感染症をおこし、これらのミトコンドリアの障害を発症するのです。

これが、現代医学では「わけがわからない」とされている難病・免疫病発症の謎解きの答えです。ここまで理解できれば、健康に生きるための生き方もわかってきます。つまり、人類特有の悪弊である口呼吸や冷たいものの飲食をやめ、恒温動物らしくつねに体温を保って生きることが大切なのです。また、直立歩行がもたらす重力によるストレスをきちんと解消するために、骨休めも欠かさずとらねばいけません。すなわち、哺乳動物の一員として生きる自然の掟を守った生き方をしていれば、ガンにも難病にもならずに暮らせるのです。

今の時代は、ワクチンや抗生物質のおかげで、伝染病も病原性微生物による感染症もほとんど克服されています。またCTやNMRなどの発達のおかげで一昔前までは死のガンであった胃ガンや肺ガンも初期に発見され、日本中どこでも安全に手術できます。ですから、あとは、身体の中を誤ったエネルギーの摂取から守ることが大切です。それによりミトコンドリアをいきいきとさせる生き方をすることが肝要です。ミトコンドリアを活性化するエネルギーに目覚め、骨休めを惜しんで小さく得をして大切な生命を失うような生き方をやめることです。そうすれば、衣・食・住の満ち足りた人々にとって、今や日本は地上の楽園のように生きられるところといっても過言ではありません。

あとがき

本書を著したのは、筆者の永年の研究が実って、難病といわれる免疫病の原因と治療法がようやくにして明らかとなったので、病気に苦しんでいる人や、病気を恐れている人々に安心と希望を取り戻していただきたいと考えたためです。今日わが国では医療不信が極に達しています。日本では高度な医療といえば臓器別医学による専門医の診察が普通となっていますから、高度な医者ほど身体を丸ごと一人の人間として診察することができなくなっています。病気で苦しむ患者が難病で専門医を受診すると、身体がどのように変調しているのか？　どんなときにその病気が発症したのか？　食事と睡眠と仕事はどんな具合だったのか？　疲労状態はどうだったのか？　こうしたことについて、ほとんど問診がありません。そして身体をくまなく診察することもほとんどなくて、いきなり検査をします。じつは、この問診と身体の診察で難病の真の原因を把握することができるのですが、医者は検査データだけしか頼りにしません。

実例をあげましょう。失明して十三年間東京都内の大学病院の眼科に通院していた患者さんが『健康は呼吸で決まる』という拙著を音声変換して聞いて、筆者のもとを訪ねてきました。顔にアトピーが見られる典型的な「口呼吸」の顔でしたので、「アトピーがあるのに発症前に激しいスポーツをしたでしょう？」と聞くと、「アメフトとラグビーをして、社会人になって三年めに失明しました」とのことでした。これですぐに無茶をして網膜にアトピーがおこったことがわかりました。口呼吸を改めてアトピーを治せば網膜症も治ります。アトピーは、本当に口呼吸や冷たいもの中毒で喉や腸の常在菌の血液内感染でおこるのですから、これを正せば法則性をもって治せます。この方もアトピー性皮膚炎が一ヵ月で治り、二、三ヵ月後には網膜症も回復し光を取りもどすことができました。眼から腸内の常在菌が血中に入るのではありませんから、眼科で眼だけ診ても治せるはずがありません。心筋症も間質性肺炎も潰瘍性大腸炎も、それぞれの臓器だけ診ていても治療はできないのです。「敵は本能寺」のごとく、口呼吸や冷中毒や寝不足がこれらの病気の本当の原因で、これが本当の敵なのです。

今日、わが国は危機的状況を迎えています。大人の免疫病の急増に加えて次代をになう若者がくたばっているのです。小中学生の不登校や低体温、睡眠障害や学力の低下が問題です。この原因は、まぎれもなくスポック博士の育児法による子育ての誤りによるものです。アメリカでおこった乳児ボツリヌス症の調査で、赤ちゃんの腸の特性が解明され、米国が、二歳半まで母乳中心の日本式育児法に改めたときに、わが国では厚生省でスポック方式を母子健康手帳に百パーセント採用しました。これがわが国の育児法の崩壊につながり、今日の若者のていたらくにいたっています。早急に、哺乳動物の一員であるヒトの子の赤ちゃんを二歳半まで、母乳ないし乳児用ミルク中心とする育児法、すなわち、戦前に行われていた日本のすぐれた育児法に復帰させなければ、わが国は崩壊してしまいます。こうすれば、今日の子供の学力の低下から喘息、アトピー性皮膚炎、小児リウマチ等の問題も、低体温と睡眠障害による不登校問題もなくなり、昔のように元気はつらつとした、世界に誇る知能のすぐれたわが国の子供達がよみがえってきます。

筆者は、人工骨髄造血器官を開発し、哺乳動物の特徴を解明しました。詳細は本書では一切取りあげませんでしたが、これによりヒトの生命・呼吸・免疫のしくみを明らかにし脳神経と筋肉、腸と内臓、心臓循環系と細胞呼吸のミトコンドリアの働きの関係を明らかにしました。

人体には、哺乳動物の「生命のきまり」を破るような文明化したヒトだけの持つできそこないの身体のつくりと文明人の行動様式があります。これが口で呼吸する「口呼吸」と、寝ないで働くことと、冷蔵庫とクーラーで皮膚と胃腸を冷やすことです。テレビは、ほぼ一晩中放映され、都会では夜も煌々と電燈がかがやいていて、寝るいとまもありません。寝るということは、重力の働きを最小にすることですが、私たちの身体にこの重力エネルギーが及ぼす作用が忘れられています。そして、太陽光線によって哺乳動物の細胞呼吸に不可欠なタンパク質（ヘムタンパク）が活性化することが、健康に生きるのに必要であることを忘れて、夜行動物になっています。これらの生き方の誤りによって、じつはガンをはじめとする難病がおこっていたのです。

考えてみれば、これらの病気は、日本の高度成長経済の後、先進文明国の仲間入りをしてから急増しています。つまり人類特有のしゃべるという行動様式に加えて、働きすぎと、文明を手に入れたことにより、アイスクリームやクーラーの寒冷エネルギーによって、ミトコンドリアの障害がおこり、個体のエネルギー代謝が不調に陥ります。このしくみを簡単に説明しますと、ミトコンドリアの活性化には温度依存性がありますから、身体が冷えるとミトコンドリアの活動ができなくなります。ミトコンドリアは細胞のエネルギー産生や、その細胞に特異な物質（ホルモンなど）を分泌している大切な細胞内小器官です。寒冷エネルギーにさらされると、全身の細胞のミトコンドリアが働かなくなり、エネルギーも分泌物質も産生されず、さまざまな不調がおきるのです。また、ミトコンドリアは、ぐっすり眠っているときだけこの細胞小器官がリモデリングして細胞内で増殖することができます。こうしたメカニズムにより、でたらめな生き方をすると、病気が法則性をもっておこっていたのです。

エネルギーに目覚めたら、健康に生きるためには、生き方を改めなければなりません。哺乳動物の一員としてこの宗族の生命の決まりを守り、正しく呼吸し、正しい食物をよく嚙んで食べて、よく眠り、正しくエネルギーを摂取して生きていれば、それで健康生活が約束されます。こうするだけで豊かな日本において、今や地上の楽園を実現することができます。

本書は以下の研究をまとめたものです。

1 「人工骨髄の開発に関する研究」平成三〜五年度、試験研究（B）（1）03557107．報告書

2 「骨の形態的機能適応現象のメカニズムの解明―骨の生体力学とピェゾ電性の統合研究」平成五年度、重点領域研究（1）05221102．報告書

3 「骨の形態的機能適応現象のメカニズムの解明―骨の生体力学と生体電流ならびに生理活性物質の関連性―」平成六年度、重点領域研究（1）06213102．報告書

4 「コラーゲンを複合した天然型のヒドロキシアパタイト焼結体の人工骨の開発」平成六〜八年度、基盤研究（B）（1）06558119．報告書

5 「顎顔面形態の環境因子による変形の解析と矯正訓練実施後の形態的変化の予測法の開発」平成六〜八年度、一般研究（B）06455008．報告書

6 「人工骨髄の開発と実用化―ハイブリッド型免疫器官・人工骨髄造血巣誘導系の実用開発」平成七〜九年度、基盤研究（A）（1）07309003．報告書

7 新しい進化学理論の実験による探索―脊椎動物の力学対応進化学の実験系の確立」平成八〜九年度、重点領域（1）創発システム08233102．報告書

8 「人工骨髄の開発・実用化と免疫学の新概念確立に関する研究」平成九〜十二年度文部省科研費、基盤研究（A）（1）09309003．

西原研究所
〒106―0032
東京都港区六本木6―2―5原ビル3F
TEL 03―3479―1462
FAX 03―3479―1473
西原ワールド http://www.nishihara-world.jp

著者紹介

西原 克成（にしはら・かつなり）

1940年神奈川県生まれ。医学博士。1965年東京医科歯科大学卒業。1971年に東京大学医学部大学院博士課程を修了し、東京大学医学部口腔外科教室講師になる。東京大学医学部付属病院で長く臨床に携わると同時に、実験進化学の研究を進め、臨床系統発生学をうちたてる。進化学研究の成果をもとに、自己免疫疾患などの免疫病のメカニズムを解明、治療方法を確立した。また、人工歯根・人工骨髄の開発における第一人者。第32回日本臓器学会オリジナル賞第一位受賞。現在は、日本免疫病治療研究会会長、西原研究所所長。著書に『重力対応進化学』（南山堂）『生物は重力が進化させた』（講談社）『内臓が生み出す心』（NHK出版）『顎口腔の疾患とバイオメカニクス』（医歯薬出版）『免疫、生命の渦』（哲学書房）『顔の科学』（日本教文社）『赤ちゃんの生命のきまり』（言叢社）などがある。

究極《きゅうきょく》の免疫力《めんえきりょく》

2004年7月22日　第1刷発行

著　者　西原《にしはら》 克成《かつなり》
発行者　畑野 文夫
発行所　講談社インターナショナル株式会社
〒112-8652 東京都文京区音羽 1-17-14
電話　03-3944-6493（編集部）
03-3944-6492（営業部・業務部）
www.kodansha-intl.com

印刷・製本所　大日本印刷株式会社

落丁本・乱丁本は購入書店名を明記のうえ、小社業務部宛にお送りください。送料小社負担にてお取替えします。なお、この本についてのお問い合わせは、編集部宛にお願いいたします。本書の無断複写（コピー）、転載は著作権法の例外を除き、禁じられています。

定価はカバーに表示してあります。

ISBN 4-7700-2428-2

郵　便　は　が　き

料金受取人払

小石川局承認

3348

差出有効期間
平成18年6月
30日まで

1128790

東京都文京区音羽1-17-14

講談社インターナショナル株式会社
愛読者カード係 行

究極の免疫力

この本についてご意見、ご感想などをお教えください。

愛読者カード　　　　究極の免疫力

今後の出版企画の参考にいたしますので、ご記入のうえ、ご投函ください。

〒□□□-□□□□

a ご住所

b お名前《ふりがな》　　c 年齢 □□ 歳　　d 性別 □ 1 男性 2 女性

c ご職業 □
1 会社員（事務系）　2 会社員（技術系）　3 会社役員　4 公務員　5 教職員
6 研究職　7 自由業　8 サービス業　9 商工従事　10 自営業　11 農林漁業
12 主婦　13 家事手伝い　14 無職　15 学生　16 その他（　　　　）

f 在籍または卒業の学校 □
1 大学院　2 大学　3 旧制大学　4 高等学校　5 旧高専　6 各種学校
7 中学校　8 小学校　9 その他（　　　　）

g 本書をどこでお知りになりましたか □
1 新聞広告（朝、毎、読、日経、他）　2 雑誌広告（　　　　）
3 書評　4 実物を見て　5 人にすすめられて　6 その他（　　　　）

h お買いあげ書店名（　　　　）

i 購読している新聞（　　　　）

j 愛読している雑誌（　　　　）

k 関心のある執筆者、具体的内容などをお聞かせください。

l 最近お読みになった本を教えて下さい。

ご協力ありがとうございました。　　www.kodansha-intl.com